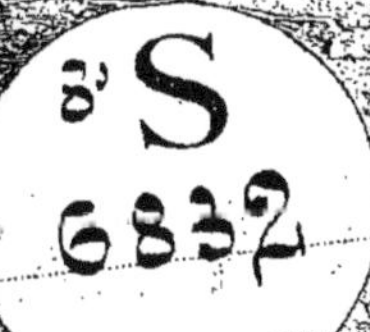

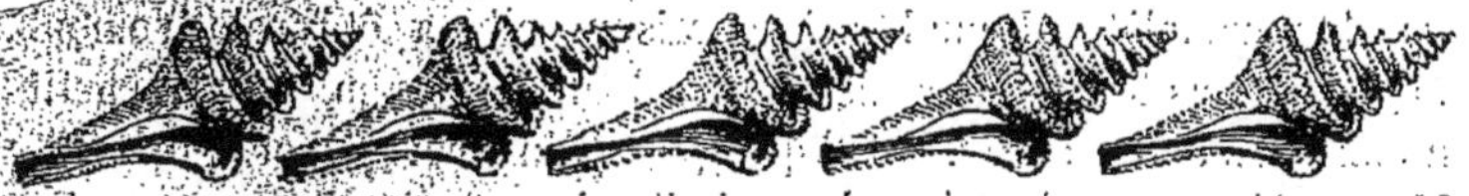

RECHERCHES SUR *VALVATA PISCINALIS*

PAR

FÉLIX BERNARD,

Aide - Naturaliste au Muséum.

Planches XII - XX.

Introduction.

Je dois m'excuser tout d'abord de présenter ici la monographie d'une seule espèce ; je suis peu enthousiaste de ce genre de recherches, estimant qu'en général on peut arriver, avec la même somme de travail, à des résultats bien plus intéressants si l'on étudie un système déterminé dans une série de types, que si l'on examine un à un les différents genres. Néanmoins l'étude monographique est nécessaire pour les types aberrants, mais elle doit forcément suivre l'examen du groupe en général. Or, ce travail d'anatomie comparée a été fait en grande partie pour les Prosobranches : le système nerveux, le rein, les organes palléaux sont publiés et les organes de la digestion et de la reproduction sont à l'étude. D'autre part, des familles importantes sont connues dans leur ensemble. Dès lors il m'a semblé que la monographie d'un type aberrant pouvait être entreprise avec quelque profit.

L'étude de la Valvée est d'ailleurs depuis longtemps réclamée par tous les zoologistes qu'intéressent l'anatomie et la classification des Gastéropodes. Sa petite taille jointe à des difficultés spéciales de dissection, a empêché qu'elle ne soit jusqu'ici l'objet d'une monographie complète : Pour la même raison, elle a été relativement négligée dans les grandes recherches d'anatomie comparée. Un petit nombre d'auteurs ont examiné quelques points particuliers ; un seul, MOQUIN-TANDON, a donné quelques indications sur les divers appareils de l'animal, et il n'est pas besoin d'un long examen pour reconnaître combien les descriptions de ce zoologiste sont insuffisantes.

Au cours des recherches que j'ai entreprises au sujet des organes palléaux des Prosobranches, j'ai été amené à m'occuper de la Valvée. Cet animal présentait pour moi un intérêt tout spécial, car sa branchie semble le rapprocher des Diotocardes qui constituent le groupe inférieur des Prosobranches ; tandis que le reste de son organisation l'avait fait jusqu'ici ranger dans le groupe supérieur, celui des Monotocardes. Il y avait lieu de chercher si l'on n'était pas en présence d'un terme de passage.

D'autres faits méritaient encore d'attirer l'attention : MOQUIN-TANDON avait déclaré que la Valvée était hermaphrodite. C'était là une exception unique pour tout le groupe des Prosobranches : l'assertion de MOQUIN-TANDON devait donc être contrôlée avec soin et l'appareil génital décrit avec détail.

En ce qui concerne l'étude anatomique : Pour les organes sans exception, j'ai cru indispensable de combiner les deux principaux procédés de recherches : la dissection simple et la méthode des coupes. Quoique très partisan de cette dernière méthode qui permet de lever un grand nombre de difficultés anatomiques, je me suis astreint à disséquer au scalpel les organes même les plus difficiles, comme le bulbe et les organes génitaux. Ce sont même principalement les préparations obtenues par cette méthode qui m'ont paru utiles à reproduire dans mes planches. Je me suis convaincu en effet de la difficulté considérable qu'on éprouvait pour reconstituer l'anatomie d'un animal en lisant un mémoire où des coupes seules étaient représentées. Ces dernières m'ont été d'un grand secours pour les vérifications, mais j'en ai réservé de préférence les dessins pour l'éclaircissement de la partie histologique.

Je ne crois pas utile de publier ici les détails de la méthode employée pour les coupes ; on la trouvera décrite dans mon travail sur les organes palléaux des Prosobranches (1). J'indique seulement que

(1) *Annales des Sciences naturelles*, 7ᵉ Série, **T. IX**, art. N° 3.

les colorations sont faites au picro-carminate et au bleu de méthilène.

Il ne me reste plus en terminant cette introduction, qu'à remercier M. Giard, d'avoir bien voulu m'accorder l'hospitalité dans son *Bulletin* et assurer ainsi la publication immédiate de mon travail. Je suis en discussion sur quelques points avec M. Garnault et je crois utile que le débat puisse s'exercer s'il y a lieu, sur un mémoire complet et non plus sur des notes succinctes dépourvues de figures.

CHAPITRE I.

Historique.

La *Valvata piscinalis* appartient à l'ordre des *Prosobranches*, nous discuterons sa place dans ce groupe. Le genre *Valvata* a été créé par Müller pour la *V. cristata* qu'il a décrite le premier ; cet auteur connaissait aussi la *V. piscinalis* qu'il appelait *Nerita piscinalis* ; Draparnaud l'appelait *Cyclostoma obtusum* (1) ; c'est Ferussac qui a rapporté cette espèce au genre qui nous occupe, où Draparnaud avait déjà placé *V. spirorbis* et *V. minuta*. Hübner créé en 1810 pour l'espèce *V. piscinalis* le sous-genre *Cincinna*. Les noms génériques et spécifiques de ces diverses espèces a beaucoup varié jusqu'à Lamarck (1834), mais depuis, ils paraissent avoir été adoptés sans contestations. Au point de vue anatomique, Lamarck (2) dit simplement qu'il existe « un filet tentaculiforme au côté droit du cou, ou quelquefois une branchie en plumet et contractile qu'il fait saillir hors de sa cavité. » Lamarck n'avait pas vu le pénis de la Valvée.

Cuvier (3) (1829), qui classait les Pectinibranches d'après la forme de la coquille, avait placé la Valvée parmi les *Trochoïdes* entre le Cyclostome et la Paludine. Sa description s'applique surtout à la *Valvata cristata* : « la coquille est presque enroulée dans un même plan, comme celle des Planorbes ». Il constate que la branchie « faite comme une plume, sort de dessous le manteau, et flotte au

---

(1) Syst. Conch., p. 75, N° 2.

(2) Hist. nat. des Animaux sans vertébrés, T. 8, p. 504.

(3) Règne animal.

dehors avec des mouvements de vibration, quand l'animal veut respirer. — Au côté droit est un filament qui ressemble à un troisième tentacule ». CUVIER n'attribue pas, on le voit, la signification morphologique d'une branchie à ce filament. Il ignore aussi l'hermaphroditisme de la Valvée : « La verge du mâle est grêle, etc. »

DE BLAINVILLE (1) (1825), place aussi la Valvée près des Cyclostomes et des Paludines. Il constate aussi l'existence de la branchie pectinée et exsertile et du tentacule palléal. Il décrit complètement la coquille.

Toutes les descriptions données pour la coquille et l'extérieur de l'animal dans les traités de zoologie ou de conchyliologie sont sommaires et à peu près identiques (Voir BRONN et KÉFERSTEIN, 1862-66, (p. 1061), WOODWARD, (1870, p. 271).

La plus complète est celle que donne M. FISCHER (2). Je ne reproduis ici que ce qui concerne la coquille.

« Coquille ombiliquée, turbinoïde ou subdiscoïdale, à spire peu saillante, à tours convexes et peu nombreux, ouverture circulaire, oblique ; péristome continu, mince, tranchant, un peu évasé, opercule multispire. » Au sujet du filet tentaculiforme qui nous occupera spécialement, M. FISCHER incline à croire qu'il représente la branchie accessoire des Pectinibranches.

On trouve dans GRUITHUISEN (3) quelques observations assez curieuses sur *V. branchiata* qu'il dit avoir la plus grande ressemblance avec *V. cristata* de MÜLLER. « Mais cet auteur ne décrit dans son espèce ni le filet tentaculiforme ni l'organe cylindrique (walzenfornig) du côté droit de la tête (pénis); tant que la question ne sera pas élucidée, ce qui ne pourra être fait que par un zoologiste des environs de Copenhague, nous pouvons tenir la *V. branchiata* pour différente de la *V. cristata.* »

GRUITHUISEN raconte qu'il avait d'abord pris le plumet pour un polype parasite, et il prouve que c'est en réalité un organe respiratoire, ce qui est pour nous d'ailleurs bien évident ; et il admet que le filet tentaculiforme est une seconde branchie. Quant à l'organe situé à droite de la tête, et qui est dépourvu de cils, il

(1) Manuel de Malacologie et de Conchyliologie.

(2) Manuel de Conchyliologie, p. 734.

(3) GRUITHUISEN. Die Branchienschnecke (*Valvata*) etc. — *Nova Acta Acad Leop. Car. Nat. Cur.* T. X, 1821, 437-454.

montre par l'analogie que c'est le pénis ; « so ist bei diesem Thiere auch das männliche Geschlechtsorgan nach aussen gekehrt, und so verdiente dieser Schneck wohl eben so gut als der Phallus impudicus, diesen Beinamen. »

Williams, dans son célèbre travail sur le *mécanisme de la respiration des animaux aquatiques* (1) dit quelques mots de la branchie de la Valvée, qu'il décrit exactement mais qu'il compare à tort aux branchies monopectinées de la Paludine et de la Littorine.

Moquin-Tandon en parle à propos des divers organes des *Mollusques terrestres et fluviatiles* de France. Il décrit son tube digestif, le système nerveux, le rein, la branchie, l'appareil génital. Mais ces descriptions sont extrêmement incomplètes ; plusieurs sont inexactes. Nous les résumerons à propos de chaque appareil. Signalons simplement que Moquin-Tandon le premier, dans son grand ouvrage et dans une note spéciale, a affirmé que la Valvée était hermaphrodite. Cette opinion a d'ailleurs trouvé jusqu'ici peu de créance : elle est exacte en réalité.

Nous arrivons maintenant à des recherches plus récentes et plus approfondies.

Ihéring (2) et Simroth (3) ont étudié le système nerveux de la Valvée qui a été repris avec plus de détails par M. Bouvier (4). Mais plusieurs points restaient encore à compléter.

Simroth (5), dans une courte note, donne quelques renseignements sur la position des glandes pédieuses.

A la suite de la publication d'une note de M. R. Perrier sur le rein des Prosobranches, M. Garnault a publié aux *Comptes-rendus* quelques remarques où sont constestées les vues de cet auteur (6) sur l'histologie du rein des Prosobranches en général.

(1) *Annals and mag. of. Nat. Hist.* 2° S. T. XVI.

(2) Von Ihering. Vergleichende Anatomie des Nervensystems und Phylogenie der Mollusken (Leipsig, 1877).

Von Ihering, Beitrage zur Kenntniss des Nervensystems der Amphineuren und Arthrocochliden (*Morph. Iahrb.*, t. III, 1877).

(3) Simroth, Ueber das Nervensystem und die Bewegung die deutschen Binnenschnecken (*Progr. Realsch*, II Ordn. Leipsig, 1882).

(4) Système nerveux des Prosobranches. *Ann. Sc. Nat* , 7° S., t. III.

(5) Simroth. Die Fussdrüsen der *Valvata piscinalis*, *Zool. Anz.*, 1881, p. 527.

(6) C. R., 25 juin 1888.

M. Garnault donne aussi quelques indications anatomiques succinctes sur le système nerveux et le rein ; il affirme l'hermaphroditisme entrevu par Moquin-Tandon, et considère le filet tentaculiforme comme un véritable tentacule.

Leydig décrit succinctement les Spermatozoïdes de la Valvée
dans son ouvrage intitulé : *Untersuchungen zur Anatomie und
Histologie der Thière* (1883).

M. R. Perrier, dans une nouvelle note du 16 juillet 1888, énonce
relativement au rein des faits non encore publiés, et maintient ses
assertions sur la présence d'une seule couche de cellules dans le
rein. De concert avec moi, il signale quelques erreurs commises
par M. Garnault sur l'anatomie du rein et la forme de son ouverture. M. Garnault n'a pas encore répondu à ces objections.

De mon côté j'avais à cette époque à peu près terminé mon travail,
dont la publication a été retardée par l'exécution des planches et
surtout par l'installation des nouvelles galeries au Muséum. J'ai
donc pu publier, le même jour, aux *Comptes-rendus* (16 juillet 1888)
une note où l'anatomie de la Valvée était exposée aussi complètement que le permettait le peu d'espace et l'absence de figures.

M. Garnault n'a pas répondu aux critiques que je lui ai adressées,
mais il décrit, dans le *Zool. Anz.* du 13 mai 1889, les organes génitaux avec un schéma explicatif. Il se dit en désaccord avec moi sur
plusieurs points. Il est exact, contrairement à ma première opinion,
que le conduit de la glande hermaphrodite est unique. Je ne sais pas
si j'ai réussi à homologuer exactement les diverses parties de son
schéma avec mes propres dessins, mais je puis dire qu'il s'est glissé
dans ses observations une erreur tout à fait analogue à celle qu'il
me reproche à juste titre : l'une des deux ouvertures l ou m (1)
qu'il indique entre le canal déférent et la portion femelle des
organes, n'existe pas en réalité : l'autre est un petit canal de jonction très net et non une simple fente. De sorte que l'un ou l'autre
des sacs o ou q, est une vésicule close, ou plus exactement une
longue glande à albumine.

J'ignore si le travail in extenso de M. Garnault paraîtra avant le

(1) Ces ouvertures sont marquées J et K dans la fig. 2 (page 324) que je reproduis
d'après M. Garnault.

mien, mais je pense que dans tous les cas, la discussion gagnera à être appuyée sur des descriptions plus précises.

J'ajouterai enfin qu'une monographie complète du genre *Valvata*, faite au point de vue conchyliologique, vient d'être publiée tout récemment par M. LOCARD (1).

Je reviendrai dans l'étude spéciale de chaque organe, sur les principaux points de cet historique ; j'exposerai et je discuterai l'opinion de chaque auteur.

CHAPITRE II.

Forme de l'Animal.

(Pl. XII).

Position des organes. — Quand on observe une Valvée en train de glisser dans l'eau sur une surface polie, on peut immédiatement se faire une idée de la forme des organes qui sont extérieurs à la coquille (Pl. XII, fig. 2). Le pied présente en avant un bord arrondi, terminé latéralement par deux pointes rejetées en arrière. Il est arrondi aussi en arrière et porte un opercule presque circulaire. La tête se prolonge par un mufle exsertile (*mu*), très souvent tendu en avant par la marche. Les tentacules sont très rapprochés et portent à leur base deux yeux situés tout à fait sur la face dorsale. Le bord du manteau est arrondi, comme chez tous les Holostomes, et ne présente pas trace de siphon.

Très fréquemment, on voit sortir en avant du bord palléal, le pénis, la branchie et une tentacule. Ces trois appendices donnent à la Valvée un aspect tout spécial qui ne permet de la confondre avec aucun Prosobranche. En particulier, c'est le seul de ces animaux qui ait la faculté de faire sortir sa branchie de la cavité palléale. Comme cet organe est bipectiné il peut être comparé à un plumet élégant, d'où le nom de *porte-plumet*, que les anciens zoologistes avaient donné à la Valvée.

Enlevons la coquille avec précaution, et fendons le manteau pour

______

(1) Contributions à la faune malacologique française. **XV.** — Monographie des espèces françaises appartenant au genre VALVATA (J.-B BAILLIÈRE. 1889).

observer les organes qui en dépendent (pl. XII, fig. 4). Nous trouverons successivement, en allant de gauche à droite (1), la branchie (*B*)
formée d'un large support branchial triangulaire portant sur chaque
face une série de lamelles également triangulaires. Elle s'insère au
manteau par une ligne parallèle au bord palléal, et située environ
au tiers antérieur de la cavité palléale. Puis vient le rectum (*J*) qui
traverse cette dernière dans toute sa longueur et présente dans le
fond une anse par laquelle il aboutit à gauche dans l'estomac (*E*).
Enfin, vers la droite, la portion antérieure des organes génitaux,
formant dans son ensemble une sorte de massue. On ne peut distinguer à première inspection, ni le rein, ni l'organe de SPENGEL. Le
cœur se voit bien, au fond de la cavité palléale à gauche (*O, V*).
Dans le tortillon, on verra, sous dissection, le foie et l'estomac (*F, E*
en avant, la glande génitale (*L*) à la moitié postérieure.

CHAPITRE III.

Le Pied.

(Pl. XII).

J'ai indiqué plus haut là forme du pied. Je dois maintenant examiner les *glandes pédieuses* qui présentent quelque intérêt. M. Hous-
SAY (2) dans son travail sur l'*Opercule et les glandes du pied des
Gastéropodes* distingue d'une manière générale « les *glandes supra-
pédieuses* qui débouchent, entre la tête et le pied, par un seul orifice
sur la ligne médiane », et les *glandes pédieuses* qui débouchent à la
face inférieure du pied et qui présentent les états de complication
les plus variés. D'après M. HOUSSAY, la première sorte de glande
fait défaut dans la Bithynie, et la seconde se réduit à une fente sur
l'arête antérieure du pied ; il faut ajouter deux bandes larges et

---

(1) Dans tout ce travail, les organes sont supposés décrits dans la position morphologique ; l'animal marche sur un plan horizontal, la bouche est en avant. Le manteau est
supposé maintenu sur le corps (fig. 3). Mais si l'on étudie le manteau, il faut l'examiner
par sa face ventrale, et les organes situés à gauche seront dessinés à droite et vice-versa.
C'est ce qui a lieu en particulier dans la figure 4 de la planche XII.

(2) *Archiv. Zool. Expér.*, 2° S., T. II, 1884.

profondes sur la face ventrale du pied. M. Houssay ne dit pas comment s'ouvrent à l'extérieur ces deux amas glandulaires (p. 108).

La Valvée nous montre un appareil glandulaire tout à fait analogue. Il n'existe pas, en effet, de cavité glandulaire ni de tube ramifié, ni même de sillon médian longitudinal, comme on en trouve chez le Cyclostome, la Nasse et un grand nombre d'autres types. Mais on trouve une gouttière frontale qui se prolonge jusqu'à l'extrémité des cornes latérales ; le long de cette gouttière s'ouvre, par une multitude de pores, la glande proprement dite, formée par un amas assez volumineux de grosses cellules mucipares (Pl. xii, fig. 5). En outre, un peu en avant des ganglions pédieux, existe de chaque côté un amas glandulaire ovale qui s'ouvre aussi à l'extérieur par des ouvertures multiples. Pour voir ces différents amas, il suffit de laisser macérer l'animal dans l'eau : les cellules mucipares deviennent blanches et opaques et se détachent sur un fond transparent.

Il est facile d'étudier leur structure sur des coupes. On peut, en opérant sur des animaux bien fixés, élucider complètement la question du fonctionnement de ces amas glandulaires non disposés autour d'un canal. La glande pédieuse de la Valvée se prête, en effet, facilement à l'étude du mécanisme de la sécrétion du mucus. La méthode employée pour la fixation nous permet d'examiner sur une coupe la glande en plein fonctionnement, et nous dispense d'employer l'investigation directe, d'ailleurs presque impossible dans le cas présent.

Examinons donc une coupe, de la partie antérieure du pied, faite parallèlement à la sole ventrale et menée au niveau de la gouttière frontale. Cette coupe intéresse la glande pédieuse dans toute sa profondeur et nous permet de voir les divers orifices qui s'ouvrent dans le sillon. Elle est représentée aussi exactement que possible dans la fig. 5 de la pl. xii. On voit que les éléments glandulaires sont disposés par petits groupes figurant des sortes d'acini ; ces groupes sont enveloppés d'une faible masse de tissu conjonctif ordinaire à petits éléments étoilés et à fibres parfois très longues. Mais aucun intervalle ne reste libre entre les différents acini, et la masse toute entière est absolument compacte et sans lacunes. Vers les deux angles du pied, la coupe est transversale ou oblique par rapport aux groupes de cellules, et par suite on a simplement l'aspect d'un carrelage.

Examinons de plus près l'un de ces amas glandulaires. (fig. 6). Nous voyons que les cellules y sont disposées sur un seul rang, au fond d'un cul-de-sac, et qu'elles s'ouvrent toutes dans un conduit excréteur commun, le long duquel débouchent encore d'autres cellules. Les parois contiguës des éléments voisins ne sont pas aussi complètement résorbées que dans d'autres cas que je décrirai prochainement; de là résulte cette disposition parfois presque régulière rappelant un peu celle des cellules des vrais acini dans les glandes en grappes. Le noyau est central ou marginal; il est sphérique, peu granuleux, peu volumineux. Autour de lui rayonnent des filets très ténus de protoplasma formant un réseau à très larges mailles. Le fait de la déhiscence de la cellule est facile à constater; il est aussi net que je l'ai représenté dans la fig. 6. Le mucus se voit, suivant les cas, à tous les niveaux dans la glande; il se présente sous forme de traînées ou de filaments granuleux alignés dans le sens de la sortie, et faciles à distinguer; il est facile à reconnaître dans mes coupes, à sa coloration bleue qu'on peut distinguer du protoplasma resté rose pâle. Le contenu de la cellule, dans le voisinage, est généralement hyalin, incolore; les traînées de mucus se voient surtout vers l'ouverture de la cellule, dans le canal commun, et particulièrement près de l'orifice de sortie.

Il n'y a rien de général à dire au sujet de la manière dont les amas glandulaires s'ouvrent dans la rainure pédieuse : tantôt chaque amas n'a qu'un orifice, tantôt il en a plusieurs; tantôt deux ou trois amas débouchent ensemble. Mais on voit toujours le canal se rétrécir sensiblement au point où il traverse la couche externe de tissu conjonctif, la membrane de soutien de l'épithélium, comme si celle-ci ne cédait que difficilement, à cause de sa grande solidité, à la poussée venant de l'intérieur. Les cellules épithéliales sont écartées et un petit tampon de mucus vient souvent indiquer le point où existe un pore excréteur.

Ajoutons enfin que dans toute l'étendue de la rainure pédieuse il n'y a pas d'autres éléments mucipares que ceux-là; pas de cellules caliciformes épidermiques par conséquent. Aux deux extrémités du sillon, le long des cornes du pied, existe un tapis continu et régulier de cellules ciliées : les pores sont localisés dans la portion moyenne.

Simroth (1) décrit exactement la glande antérieure; pour la

(1) *Zool. Anz.* T. 4, 1881, p. 527.

glande postérieure, il admet la présence de véritables acini et d'un canal excréteur. La sécrétion serait pour lui très différente dans les deux cas. Je ne partage pas cette opinion. J'ai trouvé, pour la glande postérieure, des ouvertures multiples et pas de canal excréteur.

Rien n'est plus simple, on le voit, que le mécanisme du fonctionnement de cette glande ; elle est formée de cellules qui s'ouvrent dans un certain nombre de canaux et laissent échapper une partie de leur contenu ; la glande s'ouvre ainsi par une multitude de pores. Il n'y a pas fonte de cellules ; il n'existe pas de conduit tapissé de cellules spéciales.

CHAPITRE IV.

Appareil digestif.

(Pl. xiii et xiv).

Historique. — Le tube digestif proprement dit et ses annexes sont décrits par Moquin-Tandon d'une manière générale pour tous les Mollusques céphalés ; la Valvée ne figure pas parmi ceux de ces animaux qui ont paru présenter à l'auteur quelque particularité intéressante. Les figures représentant le tube digestif de la Valvée sont très schématiques et très incomplètes : le foie n'est pas figuré, et l'estomac est représenté par une dilatation à peine sensible de l'œsophage.

Description d'ensemble (Pl. xiii, fig. 1). — La bouche s'ouvre à l'extrémité d'un mufle exsertile qui ne diffère pas de celui des Rostrifères ordinaires. Le bulbe (k) se continue par un œsophage droit et assez long ($œ$) qui atteint le fond de la cavité antérieure du corps. Une paire de glandes salivaires (Gls) est accolée à cet œsophage. Dans la cavité abdominale se trouve l'estomac (E) qui est extrêmement volumineux et offre la forme d'une poire ; la partie élargie est en avant contre le fond de la cavité palléale et de la cavité antérieure du corps. Il reçoit par une large ouverture le contenu de la glande hépatique (F) qui occupe la portion dorsale et antérieure du tortillon. L'œsophage débouche dans l'estomac par le côté dorsal et l'intestin en ressort par le côté ventral, l'animal étant supposé déroulé. L'intestin pénètre alors dans la cavité palléale et forme une anse au fond de cette cavité, en se portant de gauche à droite pour rejoindre la place qu'occupe d'ordinaire le rectum (*J*) à la droite du manteau. L'anus s'ouvre au bout d'une petite cheminée, près du bord palléal antérieur.

La disposition des parties qui composent le tube digestif est, en somme, fort simple. Nous avons à reprendre maintenant une à une ces diverses parties, et à en donner une description plus complète, au point de vue anatomique et histologique.

Bulbe buccal. — On aperçoit facilement le bulbe en coupant avec des ciseaux le tégument dorsal (fig. 2). Il est ovale, plus allongé proportionnellement que dans le Cyclostome et la Paludine. L'œsophage s'y adapte tangentiellement, à la face dorsale, et conserve une paroi supérieure distincte presque jusqu'en avant du bulbe. Si l'on fend l'œsophage avec des ciseaux, on voit que sa paroi inférieure cesse beaucoup plus en arrière, de sorte que la cavité buccale et la cavité œsophagienne sont superposées et communiquent par une large ouverture. Les conduits des glandes salivaires accompagnent l'œsophage dans tout son trajet, et débouchent dans la cavité du bulbe au point où l'œsophage commence à être distinct. Sur chaque côté on voit distinctement un *muscle rétracteur* (M_1) du bulbe qui a son point d'insertion à la base du tentacule, non loin de l'œil. Un second muscle (M_2), plus petit, et semblant une branche du précédent, s'insère au même point sur le tégument, mais s'adapte sur le bulbe un peu plus en arrière. Il y a ainsi deux paires de muscles, les uns jouant le rôle d'adducteurs et les autres le rôle de protracteurs. La cavité buccale se continue en avant par le *mufle*, qui est contractile, mais non susceptible d'être invaginé. Il forme un tube relativement assez long, facile à fendre dans sa longueur pour l'étude de l'entrée de la cavité buccale.

La *face inférieure* du bulbe (fig. 3) présente un aspect assez différent de celui que l'on observe dans la Paludine et le Cyclostome. Elle n'offre en effet aucune saillie, elle affecte la forme d'une poire, et en arrière de la partie renflée se voient les ganglions buccaux (*Ga*). Dans les deux mollusques que je viens de citer, on trouve au contraire une poche volumineuse, qui sort de la masse du bulbe vers son milieu, et s'étend plus ou moins loin en arrière. Chez la Paludine, elle ne dépasse pas le bord postérieur du bulbe ; chez le Cyclostome, elle s'étend fort loin sur l'œsophage. Cette poche est connue sous le nom de *gaîne de la radula*. Elle est assez peu développée chez la Valvée, pour ne pas sortir de la masse charnue du bulbe. Une autre différence tient au développement relativement moins considérable du bulbe lui-même. Cette masse, en effet, dans le Cyclostome et la Paludine, s'étend en arrière du point d'ouverture de l'œsophage, de sorte que les ganglions buccaux sont invisibles sur la face ventrale ; pour les voir il faut examiner le bulbe par la face dorsale et soulever l'œsophage. Dans la Valvée, au contraire, ils sont à la face ventrale du bulbe ; en d'autres termes, l'œsophage débouche à l'extrémité du bulbe chez la Valvée, et plus en avant dans les deux autres types.

Ouvrons maintenant l'œsophage, et rabattons les deux lambeaux pour observer le plancher de la cavité buccale (fig. 4).

Ici, nous observons des particularités intéressantes. On sait que, chez tous les Gastéropodes, *l'appareil lingual* est constitué par deux mamelons symétriques, formés de muscles et de cartilages réunis par des muscles transversaux : la gaîne de la radula est entre ces deux mamelons. Or, dans les divers types que j'ai pu examiner, on aperçoit sur le plancher buccal seulement la portion antérieure de cet appareil, celle qui porte la lame étalée de la radula ; la région postérieure de l'appareil lingual est masquée par un rideau musculaire compliqué, qui fait suite à la paroi inférieure de l'œsophage.

Chez la Valvée, il n'en est pas ainsi, et l'appareil lingual est découvert dans toute son étendue.

Cependant, le muscle transverse en question, bien développé chez la Paludine et le Cyclostome, existe encore chez la Valvée, mais il est très réduit, et se présente sous la forme d'une simple crête saillante. L'appareil lingual, ou l'ensemble des mamelons, ne se présente pas, chez les animaux morts, dans la position où on le voit habituellement dans les autres types. La portion saillante, le sommet de cette sorte de colline, qui porte l'extrémité élargie et active de la radula, au lieu d'être dirigée en avant, se trouve toujours reportée en arrière, de sorte que la face qui semble supérieure,

correspond à la face ventrale des autres types, et inversement (fig. 4).
Pour pouvoir établir des comparaisons, il faut donc faire basculer
l'appareil et le mettre dans sa position d'activité, la radula se présentant en avant, vers l'ouverture de la bouche. L'animal meurt
donc en plaçant son appareil lingual dans la position de repos, tandis que dans les autres Prosobranches, l'appareil est maintenu dans
la situation inverse, précisément par ce rideau musculaire transversal qui, s'appuyant sur sa portion postérieure, l'empêche de
basculer complètement.

L'appareil lingual est, en somme, fort peu saillant. Comme d'ordinaire, la gaîne de la radula s'ouvre à son extrémité antérieure,
sur la face dorsale, et la lame radulaire se replie sur la face ventrale en s'élargissant (Y, fig. 4). C'est cette portion ventrale qu'on
observe tout d'abord, après avoir fendu l'œsophage, par suite du
retournement que je viens de signaler.

J'ai disséqué avec soin l'appareil lingual. Quelle que soit la difficulté de l'opération, je l'ai jugée nécessaire, parce que les coupes,
même les plus claires, ne suffisent pas à donner, dans le cas présent,
une idée exacte de cet appareil. M. GARNAULT déclare que l'étude
de l'appareil lingual du Cyclostome n'est possible qu'au moyen de
coupes ; je ne suis pas de son avis, et je regrette qu'il n'ait pas cru
devoir s'astreindre à cette opération. J'ai été obligé de disséquer le
bulbe d'un Cyclostome, et il m'a semblé qu'il décrivait dans ses
coupes diverses, les mêmes muscles comme différents : je serais
heureux d'être fixé sur ce point, et de voir des figures analogues
à celles que je présente ici ; la comparaison pourrait se faire avec
plus de précision.

Sans disséquer encore l'appareil lingual, en le colorant au picro-
carminate, et en observant ses deux faces dans la glycérine, nous
pourrons voir quels sont les muscles qui le rattachent au plancher
buccal. Tout d'abord, en avant, est une forte masse transversale,
qui appartient aussi bien au plancher qu'à l'appareil lingual ; les
fibres se reportent en arrière dans l'épaisseur de ce plancher, en
formant un arc de cercle (1). Par leur contraction, elles doivent
contribuer à redresser l'appareil pour porter la radula en avant.

(I) Les fibres musculaires du bulbe, ayant été dessinées au crayon, sont à peu près
invisibles sur les planches ; celles dont il s'agit ici se trouvent un peu en avant de la
ligne 1-2 (fig. 5).

Parallèlement à ce faisceau , des fibres transversales règnent sur toute l'étendue de la face inférieure , et forment l'enveloppe extérieure de l'appareil.

Il en est de même pour l'autre face : les fibres transversales sont superficielles. Mais au-dessous l'on aperçoit facilement une couche de fibres longitudinales, qui se continuent en arrière dans le plancher buccal , et dont l'effet est de retirer en arrière l'appareil lingual. C'est en vertu de la contraction de ces muscles, que cet appareil occupe , dans l'animal mort , la position que nous avons signalée. Pour compléter la description de l'extérieur de la saillie linguale , ajoutons que sur la face ventrale se voit la radula , ou du moins la portion extérieure au sac radulaire. Elle a, comme toujours, la forme d'une lame ovale, libre en arrière , et pénétrant dans le bulbe par son extrémité antérieure rétrécie (Y, fig. 4).

Pénétrons maintenant dans l'intérieur de la masse linguale, et examinons, pour plus de commodité , la face ventrale. Enlevons la radula dans sa portion extérieure, et coupons-la en avant (fig. 6).

Nous voyons alors une ouverture, limitée en arrière par les muscles transversaux postérieurs. Nous fendons ces muscles , et nous constatons que , par une simple traction latérale, l'appareil lingual se divise spontanément en trois parties. Au milieu est la gaîne de la radula (Sr), sac cylindrique, peu renflé en arrière, à son extrémité close. Ce sac est reçu dans deux masses latérales creuses, qui se rejoignent exactement sur les faces dorsale et ventrale.

Du côté dorsal, elles sont fortement unies (fig. 5); elles s'écartent au contraire facilement du côté ventral. L'union du sac radulaire, avec les deux masses latérales , se fait par deux muscles très visibles et très importants (3, fig. 6 et 7). Ils s'insèrent tout près l'un de l'autre à la face ventrale de la gaîne radulaire près de son ouverture, et s'étendent sous la forme de larges rubans jusqu'à l'extrémité postérieure de la gaîne, mais sans se souder à celle-ci. Ils se réfléchissent alors en avant, en s'écartant de la ligne médiane, et embrassent chacun l'une des masses latérales creuses , en s'épanouissant sur leur face externe. Mais ce n'est pas tout : un important faisceau longitudinal (1) se voit de chaque côté, dans le plancher buccal, en avant de la masse linguale. Il atteint celle-ci préci-

---

(1) Il est indiqué à droite et en arrière dans la fig. 5.

sément au point où le muscle précédent se réfléchit en avant. Il résulte de là qu'il existe de chaque côté une forte masse musculaire à 3 branches, ayant ses insertions sur le plancher buccal en avant, sur la partie antérieure du sac radulaire, et sur la région externe des masses latérales.

La contraction de ces muscles produit un effet complexe, qu'il est facile de déterminer. Toute la portion radulaire s'appuyant sur la masse musculo-cartilagineuse sous-jacente, retire en arrière et en bas le sac radulaire, et en même temps applique fortement les masses latérales contre ce sac. La portion antérieure, extrinsèque, redresse toute la masse radulaire, et porte la radula en avant.

Le muscle antagoniste du muscle z s'insère presque au même point que celui-ci, et semble lui faire suite (2, fig. 6). Il se dirige en avant, et forme le sommet extrême du mamelon lingual ; il se réfléchit en arrière sur la face externe des masses latérales : son effet est bien évidemment de tirer en avant le sac radulaire. Ce muscle puissant se continue sur la face dorsale, sous forme de muscle transversal (1). Nous l'avons déjà rencontré. Il supporte dans sa première portion la lame radulaire, au point où elle passe de sa gaîne au dehors.

Il ne reste plus à signaler qu'un dernier muscle rétracteur de la gaîne (2). Il s'insère à la face postérieure de celle-ci, passe entre les deux masses latérales, et vient s'insérer sur le plancher buccal.

Nous connaissons actuellement tous les muscles que l'on rencontre dans les masses creuses latérales. Mais ces masses ne sont pas seulement musculaires : comme chez tous les Gastéropodes, elles contiennent à leur intérieur du *cartilage*. Ce tissu n'est pas assez abondant pour combler tout l'espace laissé par cette écorce musculaire ; même lorsqu'on n'a rien écarté, un vide reste encore entre chacune des masses musculo-cartilagineuses, et la gaîne radulaire avec ses gros rubans musculaires. Ce fait se vérifie facilement sur des coupes (3). C'est ce qui explique pourquoi l'on peut, sans peine, écarter ces deux masses pour observer leurs faces internes. Or, si l'on fait cette observation, on verra une masse allongée de cellules granuleuses, absorbant fortement le carmin, et à côté une autre traînée

(1) En avant, dans la fig. 5.

(2) En arrière, dans la fig. 6.

(3) Entre les chiffres 3 et 4, fig. 8

longitudinale de vésicules claires. Ces deux masses accolées constituent le *cartilage labial* (*4*, fig. 6).

Cartilage labial. — Il est impossible d'étudier la structure de ce cartilage autrement que par les coupes. Examinons donc une coupe transversale dans l'épaisseur d'une des masses latérales. La division de l'amas cartilagineux en deux portions distinctes apparaît avec une grande netteté (*4*, fig. 8, Pl. xiii).

Au centre, nous apercevons un amas de cellules vésiculaires, à contenu hyalin. Le noyau est arrondi et pourvu d'un petit nucléole. Ces cellules sont semblables à celles qui ont été maintes fois observées dans les cartilages labiaux de divers Gastéropodes : elles ne diffèrent que par la manière dont elles sont disposées les unes par rapport aux autres. D'ordinaire, ces éléments sont associés 2 par 2, 4 par 4, 8 par 8, dans des sortes de capsules, formées par la substance interstitielle fibrillaire, et se présentent comme des cellules en voie de division, avec les noyaux en regard. (Ex. *Lottia, Haliotis, Fissurelle*, etc.). (Voir la description très exacte qu'en donne M. WEGMANN, dans l'*Haliotis* (1).

Ici, au contraire, la substance interstitielle est très peu abondante entre les cellules d'un même groupe, et les éléments sont contigus, au point d'avoir des parois communes. Leur forme devient un peu irrégulière, si bien qu'on se croirait tout à fait en présence de ces masses de tissu vésiculeux, si fréquentes dans l'épaisseur du manteau et du pied. En d'autres termes, les cellules du cartilage sont ici identiques aux cellules de LANGER des Acéphales ou aux cellules de LEYDIG des Gastéropodes.

Je n'hésite pas à dire que nous sommes ici en présence d'un cas de transition entre le cartilage proprement dit et le tissu vésiculeux, le premier étant défini par la présence d'une seule sorte d'éléments, non contigus, et d'une substance fondamentale chondrifiée; le second présentant, au contraire, outre les cellules vésiculeuses, parfois contiguës, des cellules multipolaires et des fibres, et une substance fondamentale peu abondante, et de faible consistance. Le cartilage de la Valvée n'a pas de limites propres; il se continue directement avec le tissu qui l'environne de toutes parts, si bien que quelques

---

(1) *Arch. de Zool. Exp.*, t. VIII, 1884.

2

cellulés vésiculeuses se trouvent disséminées sur le bord , dans une région où se trouvent principalement des fibres , et où la substance fondamentale est abondante.

Ce cartilage rudimentaire ne peut donc pas être isolé , et la dissection en est à peu près impossible. Les coupes seules le montrent au point où on le rencontre toujours chez les Prosobranches.

Tout autour du cartilage se trouve une gaîne *très épaisse de fibres conjonctives*, noyées dans la substance fondamentale.Ces fibres ne pourraient être confondues avec des éléments musculaires ; même par l'examen microscopique de l'organe elles s'en distinguent par leur aspect plus nettement fibrillaire , et leur noyau considérable et granuleux. En coupe , j'ai observé un contraste très net entre ces fibres, vues en coupe transversale, et les fibres des muscles avoisinants. Le protoplasme est bien plus granuleux , mais homogène ; il est plus dense sur les bords que vers le centre , il absorbe bien moins fortement le carmin et le bleu. Ces fibres sont allongées et se bifurquent très irrégulièrement (1). Dans leur ensemble, elles se réfléchissent de la face dorsale à la face ventrale, entourant ainsi le cartilage d'une sorte de capuchon.

Du côté ventral , ce sont presque les seuls éléments qu'on rencontre (1) ; c'est là seulement qu'elles sont serrées en un gros amas, tandis que du côté dorsal elles sont disposées en petits paquets , qui emprisonnent des cellules vésiculaires et des faisceaux musculaires longitudinaux. Toutes ces fibres vont se terminer dans une couche épaisse et compacte, qui forme la zone externe de la masse latérale musculo-cartilagineuse du côté dorsal , et qui supporte immédiatement l'épithélium du plancher de la cavité buccale. Cette zone est finement fibrillaire , et contient de nombreuses cellules multipolaires très petites.

La structure du cartilage de soutien est, on le voit, assez complexe. Toutes ces parties sont fortement unies entre elles par la substance interstitielle , et ce n'est qu'au-dessous du paquet de grosses fibres longitudinales, qu'il y a solution de continuité entre les amas et les muscles sous-jacents. Je vais plus loin, et je crois pouvoir dire que dans le cas présent, nous n'avons pas affaire à un cartilage pur, comme nous en trouvons dans la plupart des types ; il y a mélange

(1) En haut et à droite sur la fig. 8.

des éléments, et, d'ailleurs, le noyau cartilagineux est loin d'être aussi résistant que dans la Paludine ou le Clyclostome , par exemple.

Il n'y a pas lieu d'établir ici une division de l'amas cartilagineux en six noyaux distincts, comme M. GARNAULT l'a fait pour le Cyclostome ; il n'y a pas, en particulier, d'épaississement spécial au-dessous de la lame radulaire.

Pour pousser, aussi loin qu'il serait désirable , une comparaison entre le bulbe de la Valvée et celui des types les plus voisins , au point de vue des faisceaux musculaires, il faudrait présenter à nouveau une description complète pour ces types , ce qui sort du programme d'une monographie. Ces recherches ont, d'ailleurs, été entreprises par M. MALARD et j'espère que des résultats intéressants seront bientôt publiés.

Pour résumer tout ce qui précède, je me bornerai donc à dire qu'il existe effectivement des différences considérables entre le bulbe de la Valvée, d'une part, et celui du Cyclostome, de la Paludine et de la Bithynie , de l'autre. Ces différences tiennent à une réduction de diverses parties chez la Valvée : ainsi les masses latérales sont moins développées et ne se reportent pas en arrière du point d'attache de l'œsophage avec le bulbe. Le cartilage labial est peu différencié ; la gaîne radulaire ne se prolonge pas en arrière et n'est pas visible en dehors du bulbe. Les muscles les plus importants sont ceux qui rattachent la gaîne aux masses latérales. Enfin , l'appareil lingual, d'ordinaire, est rejeté en arrière par suite de la forte contraction des muscles longitudinaux de la face dorsale, et le muscle transverse qui, chez les autres types, maintient cet appareil en place et le recouvre en partie, est ici rudimentaire.

Mâchoires et radula. — « D'après MOQUIN-TANDON, les *mâchoires* sont étroites et fortement rapprochées vers le haut où l'on observe un petit bouton ou une troisième mâchoire à l'état de rudiment. » Cette division de l'appareil maxillaire en deux parties symétriques rappelle, pour l'auteur, la disposition qu'on rencontre dans la Paludine. La *radula* est signalée, mais elle n'est ni décrite ni figurée.

Je n'ai pas retrouvé la mâchoire impaire rudimentaire dont parle MOQUIN-TANDON. Les mâchoires paires sont bien développées : elles sont constituées par une sorte de pavage dont chaque élément est un prisme hexagonal plus ou moins régulier. La surface libre de chacun de ces prismes est courbe, de sorte que la mâchoire est hérissée d'une infinité de petites papilles. Ces prismes sont épaissis sur leur périphérie et disposés un peu obliquement.

La *Radula* est nettement *Ténioglosse*. Elle est très courte, comme nous l'avons vu précédemment, et élargie à sa partie antérieure. Les *uncini* sont longs et recourbés et débordent facilement les uns sur les autres (au moins dans l'animal contracté).

La fig. 8 de la planche XII où sont figurées les quatre sortes de dents, me dispense d'une plus longue description. La comparaison de cette figure avec celles qui sont données par M. FISCHER pour la *Valvata tricarinala*, montre la plus grande analogie entre les radules de ces animaux.

Œsophage. — Je serai beaucoup plus bref sur les autres parties du tube digestif. L'*œsophage* se continue avec la paroi supérieure de la cavité buccale ; nous avons dit qu'il faisait presque directement suite au bulbe, au lieu d'aboutir bien en avant de l'extrémité postérieure de celui-ci, comme cela a lieu d'ordinaire. Il est assez rectiligne et cylindrique. Il parcourt un trajet assez long dans la cavité abdominale, avant d'arriver à l'estomac qu'il atteint un peu tangentiellement. Il est tapissé uniformément de cellules ciliées très allongées. Dans sa portion abdominale, ces cellules sont de grandeur inégale, et disposées de manière à former des sillons et des collines longitudinales. Le tissu conjonctif ne se renfle pas pour concourir à la formation de ces collines, qui sont purement épithéliales. Inutile d'ajouter qu'il n'y a nulle part plusieurs couches de cellules. Enfin il n'existe pas de cellules mucipares.

L'*estomac* (*E*, pl. XII, XIII, XIX) est une simple dilatation du tube digestif au point de vue histologique et physiologique ; ce n'est ni un organe glandulaire ni un organe de mastication. Les parois sont minces et il ne présente pas de plis, sauf quelques-uns peu accentués près de l'ouverture de l'œsophage. Il se prolonge loin en arrière par un large cœcum qui sépare le foie de la glande génitale et pénètre assez en arrière dans les profondeurs de cette dernière. L'épithélium est extrêmement élevé et d'une grande régularité (pl. XIII, fig. 12), il est partout cilié et la cuticule est très développée. Cependant, dans le voisinage du foie, surtout près de l'ouverture de cet organe, les éléments se raccourcissent et deviennent presque cubiques. Il n'y a nulle part de cellules glandulaires d'aucune sorte.

L'*intestin* part de l'estomac un peu en avant de l'ouverture de l'œsophage, tout à fait à gauche (*4*, fig. 11, pl. XIII). Il s'appuie sur l'estomac en décrivant une anse au fond de la cavité palléale dont il est séparé par la portion postérieure du rein. Puis il se porte brusquement en avant (J, fig. 1) et s'ouvre par une courte cheminée. Il ne décrit donc aucune sinuosité dans l'abdomen.

Glandes salivaires. — Passons maintenant à l'étude des glandes annexes du tube digestif. Les *glandes salivaires*, au nombre de deux, sont des tubes irrégulièrement cylindriques, très allongées, unies à l'œsophage par de fins tractus conjonctifs. En avant, elles se prolongent insensiblement par deux longs conduits qui débouchent dans le bulbe sur sa face dorsale (*Cls*, fig. 1 et 2).

M. GARNAULT décrit dans le Cyclostome ces organes comme « formés d'un tube principal sur lequel naissent des tubes de 2e et de 3e ordre terminés par des culs-de-sac constituant des lobules peu distincts. » Il n'y a pas ici de lobules : le canal est seulement irrégulier et anfractueux.

J'ai observé, sans aucun doute possible, une division en deux sortes de cellules : les unes (*Cs*, fig. 10) sont allongées et grêles ; leur noyau est petit et ovale; les autres sont volumineuses, arrondies, à gros noyau granuleux. Leur contenu est formé d'un reticulum protoplasmique contenant des granulations et même de petits globules ; il y a de plus un paraplasma hyalin, abondant surtout au bord libre de la cellule.

Rien ne m'autorise à admettre que ces cellules puissent tomber, comme l'admet M. GARNAULT pour le Cyclostome: elles sont toujours disposées sur une seule couche.

Foie. — Le *foie* (*F*, pl. XIII, XIV, XIX) est une masse jaunâtre peu volumineuse, arrondie, qui, avec l'estomac, forme la portion antérieure de l'abdomen. Il occupe à ce niveau presque toute la portion externe du tour de spire, et aussi une petite partie de la portion interne ; c'est dire qu'à la partie antérieure de l'estomac, il entoure complètement cet organe. Les lobules sont absolument impossibles à distinguer à la loupe ; ils sont très petits et très serrés les uns contre les autres. Je n'ai pu y trouver, ni par la dissection, ni par des coupes, la moindre trace de division en lobes. Néanmoins le foie peut se diviser en deux parties distinctes situées de part et d'autre de l'estomac ; chacune de ces deux parties est pourvue d'une ouverture spéciale dans l'estomac. Ces ouvertures ne sont pas en regard ; celle qui est située du côté droit est plus en avant que l'autre (1). On ne peut pas dire qu'il y ait de véritables acini, c'est-à-dire de culs-de-sac pourvus chacun d'un canal excréteur. Les lobules s'ouvrent directement les uns des autres et débouchent finalement dans un large canal ou cavité centrale (pl. xiv, fig. 1).

J'ai figuré les cellules hépatiques à divers états (pl. xiv, fig. 4). Je suis porté à croire qu'il n'existe, dans cette glande, qu'*une seule sorte* de cellules.

Ces cellules ne sont pas ciliées. Il est assez rare qu'on les obtienne sur les coupes en assez bon état pour qu'on puisse attribuer avec quelque certitude les déformations observées au fonctionnement normal de l'acte sécrétoire. M. Garnault fait même remarquer que chez le Cyclostome, l'acide picro-sulfurique fait gonfler les éléments d'une manière très notable. Néanmoins, dans des animaux décalcifiés à l'acide formique, le foie n'est pas altéré. Il en est de même si l'animal est dépouillé rapidement de sa coquille et plongé dans l'acide chromique au 1000°. Dans ces conditions, on observe les éléments convenablement fixés.

Sur une même préparation, on observe en divers points, des cellules à des états bien différents. La plupart sont de forme cylindrique, parfois régulière et même cubique (fig. 4). Le noyau est toujours presque basilaire, très volumineux, à membrane forte, à granules nucléaires fortement colorés, avec un nucléole toujours distinct. Le contenu protoplasmique est lui-même granuleux et forme parfois des traînées longitudinales. Ce sont là, pour moi, des cellules jeunes, n'ayant pas encore fonctionné. Quelques-unes sont étroites et serrées (même lorsqu'elles ne sont pas dans le voisinage de cellules gonflées). Le plateau est arrondi et à contour net.

A un autre stade, les cellules sont pourvues d'une vacuole au voi-

(1) La coupe 1 de la pl. xiv est intermédiaire entre les coupes 3 et 4 de la pl. xix. Ces coupes 1 et 4 passent précisément par l'ouverture de chacun des conduits hépatiques.

sinage du plateau. Dans cette vacuole encore mal délimitée, se voient de grosses granulations protoplasmiques (fig. 4, en haut).

Dans d'autres cellules, toujours gonflées outre mesure, la vacuole repousse le noyau et le protoplasma vers la base et sur le côté. Elle se charge de concrétions brunâtres, sphériques, formant par leur ensemble une petite masse mûriforme.

L'aspect que j'ai observé dans beaucoup d'éléments, me porte à croire que la vacuole est expulsée par déhiscence de la cellule; j'ai trouvé, en effet, beaucoup de cellules telles que celle marquée dans la fig. 4, en haut et à gauche, où se voient des traces manifestes de déchirure. Mais je ne puis décrire ici le processus de la sécrétion avec autant de précision que je me propose de faire prochainement pour la formation du mucus. De telles recherches, pour être menées avec succès, doivent être accompagnées d'un choix judicieux des animaux qui en sont l'objet. L'étude histologique de la glande hépatique n'a jamais été faite d'une façon complète ; on ne saurait donc me reprocher de n'avoir point étudié complètement ici ces questions délicates : j'ai cru devoir me borner à l'exposé des faits qui m'ont paru certains.

CHAPITRE V.

Appareil circulatoire.

(Pl. xiv).

Historique. — MOQUIN-TANDON savait relativement peu de choses sur l'appareil circulatoire des Gastéropodes en général. Chez la Valvée, il figure simplement un cœur à une oreillette et un ventricule, sans vaisseaux ni péricarde.

Topographie de l'Appareil circulatoire (pl. xiv). — L'injection de la Valvée réussit beaucoup plus facilement qu'on pourrait le supposer. En s'adressant à des individus assez gros, et en prenant les précautions que je vais indiquer, on arrive presque toujours à injecter tout ou partie de l'appareil circulatoire, et à obtenir des préparations instructives.

Il ne faut pas songer à pousser l'injection autrement que par les lacunes du pied. Une fine canule de verre est indispensable pour l'opération : je l'adapte solidement à un ajutage mobile d'une seringue ordinaire et j'emploie généralement comme masse à injection du chromate de plomb fraîchement précipité et étendu d'eau. L'animal étant pris vivant, se retire fortement au fond de sa coquille. Je coupe avec des ciseaux toute la partie de la coquille qui dépasse au delà de l'opercule, puis, avec une fine aiguille je fais un trou dans le pied et j'y introduis rapidement la pointe de la canule.

L'animal continuant à se contracter, assure lui-même pendant quelques instants la fermeture hermétique de cette petite perforation, et l'injection pénètre avec facilité.

Quand l'injection est poussée un peu loin, on voit le pied et la tête se gonfler fortement, et en continuant encore à faire pénétrer l'injection, on est sûr d'injecter toutes les lacunes, la branchie, et même l'appareil artériel. On lave le tout au moyen d'un jet d'eau et la masse reste dans les vaisseaux et les lacunes. On a ainsi de belles préparations qu'on peut disséquer sous le microscope.

Il n'y a d'autre difficulté que de distinguer l'appareil artériel, dans sa portion antérieure, de l'ensemble des lacunes dont est sillonnée la paroi de la cavité générale. On y parvient en observant que les artères sont renflées et turgescentes dans les injections bien complètes ; d'ailleurs, en substituant la gélatine colorée au chromate de plomb, on obtient des injections moins brillantes, en général, mais plus propres à montrer le système artériel, puisqu'elles ne se vident pas pendant la dissection. J'ajouterai enfin, que les principales branches de l'aorte antérieure peuvent être suivies en coupe sans confusion possible.

Cœur. — Le cœur se voit au fond de la cavité palléale, à gauche; il est situé assez en avant pour qu'on puisse dire que la cavité du péricarde est en grande partie creusée dans l'épaisseur du manteau. Il est très nettement monotocarde, et, à ce point de vue, l'observation de MOQUIN-TANDON est exacte.

L'oreillette est bien distincte de la veine branchiale afférente, ce qui n'a pas toujours lieu.

Système Artériel (fig. 5). — L'*aorte* se bifurque presque aussitôt après sa sortie du ventricule. L'*aorte antérieure* (*Aa*) circule quelque temps à la face ventrale du corps le long de cette anse de l'intestin qui, après la sortie de l'estomac, contourne ce dernier organe. Elle traverse l'angle de la grande cavité du rein. On la retrouve à la pointe antérieure de la glande hépatique, et là elle envoie en arrière une *artère récurrente* (*Ar*) qu'il ne faut pas confondre avec l'aorte postérieure. Elle s'appuie sur l'estomac et atteint la petite portion de l'œsophage qui est en dehors de la cavité antérieure et aboutit à l'estomac. Bientôt elle pénètre avec l'œsophage dans la cavité antérieure du corps ; au point de pénétration elle se brise presque toujours quand on essaie de la suivre. On la retrouve néanmoins dans les njections, en ouvrant l'animal par la face ventrale, et, en observant la face interne de la paroi de la cavité, après avoir coupé l'œsophage en arrière. Elle fait, en effet, une légère saillie dans la cavité générale à la face dorsale et s'avance parallèlement à l'œsophage, sur la face dorsale. Arrivée au niveau des ganglions cérébroïdes, elle quitte le tégument et s'entoure d'une masse de tissu conjonctif. Elle se porte en même temps à gauche en contournant le bulbe et passe à l'intérieur du collier œsophagien à la hauteur du ganglion palléal. Un peu plus loin, en face des ganglions pédieux, elle est tout à fait ventrale, et accolée au bulbe. Là, elle se bifurque et donne une artère *pédieuse* (*Ap*, fig. 6) que l'on peut suivre quelque temps et qui donne des branches en avant et en arrière, et une *artère céphalique* d'où part une seconde artère pédieuse symétrique de la première. Les rameaux issus de cette aorte antérieure sont fort petits, et je n'ai pu les suivre jusqu'aux organes. Je suis porté à croire qu'ils s'ouvrent brusquement dans les lacunes du tégument sans former des capillaires artériels. Je n'ai pas pu trouver la branche qui irrigue l'œsophage.

J'ai réussi à isoler quelques fragments de l'aorte et à les porter sous le microscope ; j'ai constaté que la tunique musculaire était d'une très grande irrégularité, et consistait uniquement en fibres obliques, amassées principalement en certains points. Je n'ai pas vu de fibres circulaires. Une fine tunique conjonctive, assez résistante, forme une enveloppe continue qui se gonfle irrégulièrement sous l'effort de l'injection, et aussi par suite de l'afflux du sang, comme le montrent les coupes.

L'*aorte postérieure* (fig. 7) s'observe facilement à la face interne de la spire du tortillon. Elle se dirige d'avant en arrière en formant seulement deux sinuosités (le tortillon est supposé tout à fait étendu). Elle donne à droite trois branches à l'estomac, à gauche un gros tronc sinueux qui se divise dès sa naissance et irrigue le foie. Puis vient un espace assez long où l'artère ne donne pas de rameaux ; la branche suivante va, soit au foie, soit aux organes génitaux (je n'ai pu décider la question). L'artère entre alors dans un tissu très lacuneux qui dépend de la glande hermaphrodite ; cependant elle garde ses parois propres et donne encore quelques branches à la glande génitale. On la suit jusqu'au milieu du dernier tour de spire.

Il est à remarquer que ces ramuscules, malgré leur petite dimension, sont bien indiqués et méritent presque, en certains points, le nom de capillaires artériels. J'ai reproduit aussi exactement que possible leur disposition dans un cas particulier.

L'*artère viscérale récurrente*, issue de l'artère antérieure, se tient constamment à l'opposé de la précédente, c'est-à-dire sur la face externe de la spire. Elle est plus sinueuse, et ses branches n'ont rien de constant. Elles se distribuent à l'estomac, aux organes génitaux, et surtout au foie qui occupe une portion importante de la face externe. Comme cet organe est très lacuneux, les branches de l'artère se perdent très vite et je ne puis dire si les premiers vont au foie ou à l'estomac. En tous cas, l'artère se prolonge dans le tortillon aussi loin que l'aorte postérieure.

Système veineux. — Le système veineux est bien plus facile à étudier. La masse du pied et les parois du corps sont creusées de lacunes qui ne présentent rien de particulier.

Dans l'abdomen, au point où l'œsophage pénètre dans l'estomac, est un réservoir (*1-2*, fig. 5) où aboutissent plusieurs sinus amenant le sang de diverses directions.

1° Un premier sinus (*S. abdominal antérieur*) qui s'appuie quelque temps sur la paroi antérieure de l'estomac, au fond de la cavité palléale, et communique avec les lacunes de la paroi thoracique.

2° Un vaste sinus (*S. abdominal postérieur*) qui s'étend tout le long de la masse abdominale, entre les organes et la paroi du corps ; il est particulièrement développé vers la portion interne de la spire,

dans le voisinage du conduit génital. Il reçoit des branches nombreuses et irrégulières dont la grandeur et la position n'ont rien de
constant (fig. 8).

3° Une branche non moins irrégulière qui conduit le sang au
rectum, à la portion palléale des organes génitaux, mais surtout
au *rein*. Nous reviendrons tout à l'heure sur ce point.

Comme cela a lieu constamment chez les Gastéropodes, l'aspect
des préparations varie beaucoup suivant la force avec laquelle
l'injection a été poussée. On peut, en effet, faire gonfler considérablement le sinus abdominal postérieur et faire pénétrer profondément
l'injection dans les interstices des tissus. Le côté interne de la spire
peut ainsi se transformer en une masse injectée mal délimitée ; il en
est de même du foie. Tous ces faits sont d'ailleurs bien connus, et la
Valvée ne présente rien de spécial à cet égard.

Il n'en est pas de même pour l'irrigation des organes palléaux et
du rein qui mérite de nous arrêter un instant. La disposition de
l'appareil veineux, dans cette région, est toujours déterminée d'une
manière immédiate par la conformation des organes, et celle-ci est
très variable dans les différents groupes. De notables différences,
qui ont été étudiées récemment par M. RÉMY PERRIER et moi, existent
à ce point de vue entre les Diotocardes et les Monotocardes.

Les particularités que l'on observe chez la Valvée sont liées à la
forme et à la position si singulière de la branchie chez cet animal.

Nous verrons tout à l'heure que l'on peut considérer le *Rein*
comme une poche qui occupe le fond de la cavité palléale en s'appuyant sur l'estomac. Cette cavité se prolonge en avant, sur la voûte
palléale, par deux sacs exactement superposés et séparés par une
cloison horizontale plane (fig. 5, pl. XVI). Le sac inférieur (dR),
le seul visible sur la face interne du manteau, est clos en avant ; le
sac supérieur (U) s'ouvre à la base de la branchie et sert d'uretère.
La cloison s'étend du péricarde au rectum. Le sinus afférent du rein,
venant du réservoir signalé plus haut et d'abord assez bien indiqué,
aboutit au rein vers la gauche, non loin du péricarde (fig. 5,
pl. XIV). Là, il se résout en une multitude de lacunes irrégulières, impossibles à décrire. Je les ai figurées dans un cas particulier. Ce réseau assez confus se trouve le long de la ligne
d'attache de la cloison précitée avec les parois inférieure et

supérieure du rein, et, par suite, le long du péricarde. Il donne donc accès aux systèmes de canalicules compris dans l'épaisseur des trois lames superposées qui limitent les deux branches de l'organe rénal. Sur la lame interne, celle que l'on voit, bien entendu, sans dissection, règne un sinus qui se régularise rapidement et se porte en avant et à gauche. De ce sinus, partent vers la droite, une foule de canalicules qui se ramifient et s'anastomosent sur la surface du rein de manière à figurer des mailles d'une certaine régularité. Il serait impossible de se défendre de l'idée que ces canalicules sont de vrais capillaires et le canal qui leur donne naissance une véritable veine, si l'histologie ne nous démontrait que nous sommes là simplement en présence de lacunes. C'est ce qu'a mis en lumière M. R. Perrier (1). Que se passe-t-il à gauche de ce canal? A la portion postérieure, on voit d'abord les lacunes irrégulières dont nous avons parlé ; puis, plus en avant, vers l'oreillette, un réseau régulier, semblable à celui du rein ; mais qui se continue par *devant l'oreillette*, et vient aboutir aux lacunes de la portion gauche du manteau. Il en sera de même si nous considérons le réseau de la paroi supérieure ou dorsale du rein, (*U*, fig. 5, pl. XVI). Ce réseau a encore son origine dans les lacunes postérieures, et il se prolonge aussi par dessus l'oreillette.

Tout différent est le réseau de la lame moyenne (*4*, fig. 5, pl. XVI). il dépend de deux veines parallèles, visibles sur la fig. 5 de la pl. XIV, près du péricarde. L'une part du réseau postérieur de lacunes, l'autre de la veine précitée. Elles débouchent dans la veine afférente branchiale peu avant son arrivée dans l'oreillette.

Voyons maintenant ce que devient le sang qui a traversé tous ces divers réseaux des parois du rein. Il arrive dans une veine située à la droite de cet organe (2). Cette veine que nous pouvons appeler *veine rénale efférente* naît par des lames en relation avec le réseau, et se circonscrit progressivement. Elle aboutit à la base de la branchie, au point où celle-ci s'attache à gauche au manteau, près du rectum, dans un large *sinus* branchial afférent.

Le cul-de-sac rénal inférieur ou ventral, clos en avant, ne s'étend pas jusqu'à la branchie. C'est le sac supérieur, jouant le rôle d'uretère

(1) Ann. Sc. Nat. 7e S. T. VIII, p. 183.
(2) A gauche, sur la fig. 5.

qui occupé à lui seul toute la bande comprise en arrière de la branchie et en avant de la terminaison du cul-de-sac (fig. 5, pl. xvi). On s'en aperçoit facilement par un changement rapide dans l'aspect des mailles du réseau sanguin. Dans cette région antérieure, elles deviennent moins régulièrement anastomosées ; d'autre part, on voit se former progressivement des branches transversales continues (*3*, fig. 5, pl. xiv). Ce système est en relation à droite avec la veine rénale efférente, et à gauche avec la veine *branchiale* efférente. Il y a d'ailleurs continuité entre le réseau antérieur et le réseau postérieur.

Nous arrivons ainsi à la *branchie*. Ici, rien de bien spécial : le sang arrive par la veine rénale efférente dans le large sinus qui occupe toute la portion droite du support branchial, et s'étend jusqu'à la pointe de la branchie. Après avoir traversé les feuillets, que nous décrirons plus loin, le sang revient par la veine du bord gauche du support branchial (*Se*). Cette veine doit décrire un long trajet d'avant en arrière avant d'arriver à l'oreillette. Nous avons vu qu'elle est en relation avec le réseau superficiel de l'uretère. Ajoutons qu'elle reçoit encore vers la gauche du sang de lacunes disposées aussi en réseau dans cette région très musculeuse qui forme en largeur environ le tiers du manteau jusqu'à l'insertion avec le corps (fig. 9).

Il nous reste à signaler les voies sanguines des régions périphériques du manteau. Comme presque partout chez les Monotocardes un long sinus s'étend le long du rectum, vers la droite, et amène le sang des sinus abdominaux aux lacunes du rectum et des organes génitaux. De là, le sang peut passer dans la veine rénale efférente, et même directement au sinus branchial par des lacunes mal délimitées. Enfin du côté gauche, tout près du corps, existe encore un long sinus, mal endigué mais assez constant, qui aboutit en arrière au sinus abdominal antérieur. En avant ce canal se résout en une série de larges lacunes qui s'étendent tout le long du bord palléal, et qui communiquent avec celles du tégument de la tête. Souvent chez les Monotocardes et chez les Diotocardes existe à cette place une veine parfaitement délimitée, isolable, pourvue d'endothelum, qui amène directement le sang des parois du corps à la portion antérieure du manteau. Ici, les choses sont un peu changées, car les communications avec le corps ne se font que par les lacunes indistinctes du tissu conjonctif et d'autre part, la lacune en question est mal délimitée. Elle se résout en un réseau élégant autour du rectum.

Essayons de résumer cette longue description de la circulaton palléale, et de mettre en évidence ce qui, dans tout ce système complexe de vaisseaux ou de lacunes, présente un intérêt morphologique. Nous n'avons pas à insister sur le fait qu'il existe partout des lacunes plus ou moins disposées en réseau ; mais il est remarquable que dans toute la bande médiane du manteau, depuis le fond de la cavité palléale jusques et y compris la branchie, ces lacunes s'organisent avec régularité, et *s'injectent constamment* avec plus de facilité que les lacunes de toute autre région. Il résulte de là qu'une grande partie du sang venant de l'abdomen se rend tout d'abord à l'organe rénal par de larges lacunes bientôt endiguées. Du rein, le sang va, en partie à la branchie, en partie à l'oreillette, par des voies plus ou moins longues. Des autres lacunes du manteau, le sang peut aller de même soit à la branchie, soit à l'oreillette.

Histologie du cœur. — La Valvée se prête mal, on le conçoit, à une étude histologique approfondie du tissu musculaire et des éléments conjonctifs du cœur. Une telle étude doit se faire sur de gros animaux, et l'observation par transparence doit y jouer un grand rôle. J'appellerai seulement l'attention sur deux points :

1° *Cellules glandulaires* de l'oreillette. GROBBEN a découvert chez les Acéphales une couche continue de cellules tapissant extérieurement la paroi de l'oreillette. Il considère ces cellules comme glandulaires, et appelle l'ensemble *glande péricardique*. R. PERRIER a retrouvé cette glande chez presque tous les Prosobranches qu'il a étudiés : il lui donne une grande importance et considère le canal réno-péricardique comme étant simplement le canal excréteur de cette glande. M. GARNAULT l'a revue dans la Valvée ; elle y est, en effet, très facile à observer. M. R. PERRIER la figure exactement (1). Je crois utile de la redonner moi-même avec un peu plus de détail (fig. 10, pl. XIV). Aux observations de M. PERRIER, j'ajouterai simplement quelques mots. Il est assez étonnant de trouver des cellules glandulaires à noyau terminal. Ce fait est assez rare chez les Prosobranches, où la sécrétion se fait généralement par déhiscence de cellules. Or, l'examen attentif de ces éléments fait sur un animal

____

(1) *Ann. Sc. Nat.*, t. XIII, pl. VIII, fig. 35.

bien fixé, m'a montré que le bord est déchiqueté et la cellule déchirée près du noyau (pl. xiv, fig. 13).

Nous n'avons donc là que la portion basilaire de la cellule ; le reste est parti par suite de l'acte sécrétoire même. Il resterait à trouver si ce phénomène est pathologique, si la portion enlevée est considérable, ou si ce n'est qu'une faible partie du contenu cellulaire comme dans la glande à mucus de la Paludine. Ces cellules se voient bien dans le cœur détaché et examiné sous le microscope, mais il est très difficile d'observer leur fonctionnement.

2° *Cellules nerveuses du ventricule.* — Le long des parois du ventricule, extérieurement, on trouve, dans de petits enfoncements de la masse des éléments multipolaires à gros noyaux (pl. xiv, fig. 11 *cgn*, et fig. 12. Ils se colorent exactement comme les cellules ganglionnaires que l'on peut observer en même temps sur une coupe *in toto*. Leur forme, leur position, leur coloration, me portent à les considérer comme des cellules nerveuses. B. HALLER a déjà trouvé de semblables éléments dans les Rhipidoglosses.

CHAPITRE VI.

Rein.

(Pl. XVI).

Le rein a été découvert par MOQUIN-TANDON, ou du moins une partie, la plus facilement visible, a été aperçue par cet auteur: c'est la bande large, de teinte blanchâtre chez l'animal vivant, qui s'étend en arrière de la branchie, à gauche du rectum jusqu'au fond de la cavité palléale Il l'appelle la *glande précardiale* et y décrit, d'une manière générale chez les Mollusques céphalés, des lamelles ou vésicules flexueuses fixées les unes contre les autres, et communiquant ensemble par des espèces de canaux plus ou moins ramifiés.

Cette portion est aussi la seule qui ait été vue par M. GARNAULT et décrite par lui dans sa note, communiquée à l'Académie le 13 juillet 1888. Au moment où parut cette note, j'avais déjà étudié le rein de la Valvée en commun avec M. RÉMY PERRIER. Nous avons donc pu tous les deux donner 15 jours après, des détails plus précis sur l'anatomie et l'histologie de cet organe et redresser quelques erreurs qui ont échappé à M. Garnault dans sa courte description.

La portion du rein que l'on voit le long du manteau (pl. xvi, fig. 5) n'est pas la seule qui existe : cela est essentiel à observer. Chez tous les Prosobranches, le rein est situé *au fond* de la cavité palléale, contre l'estomac. Cette portion postérieure, en forme de sac, existe aussi chez la Valvée. et contient même la chambre principale. C'est un sac très simple, sans plissement, qui s'étend assez loin en arrière. Il serait difficile de la représenter sur un dessin d'anatomie. La coupe 6, empruntée à M. Perrier, montre bien son importance. La portion antérieure n'est pas un simple diverticule de cette chambre, elle se compose de deux parties qui, séparées par une cloison horizontale, c'est-à-dire parallèle aux deux faces du manteau. Le diverticule inférieur (*dR*) c'est-à-dire celui qui est adjacent à la palléale cavité est clos en avant, et ne s'étend pas tout à fait jusqu'à la branchie ; il n'arrive pas non plus, sur la gauche, aussi près du corps que le diverticule de droite (U). Ce dernier est un véritable *uretère*. Il conserve toujours la même largeur et arrive à la base de la branchie.

M. Garnault n'a pas vu ces diverticules. Pour lui, le rein est un « sac allongé s'ouvrant en arrière au fond de la cavité palléale ». Il y a là une autre erreur. L'ouverture est en réalité *très en avant* du rein, à l'extrémité du canal que je décris comme uretère (2, fig. 5); elle est située sous la branchie, un peu à droite et on l'aperçoit en repliant cet organe en arrière. J'ai pu constater son existence anatomiquement en y passant un poil fin et rigide, en pressant sur le rein de manière à faire sortir le contenu de la cavité ; M. Rémy Perrier et moi l'avons retrouvée aussi sur toutes nos coupes. L'aspect représenté en *2* (fig. 8), n'est nullement schématisé.

C'est là un fait très important : la Valvée est, avec la Paludine, le seul Prosobranche Monotocarde, pourvu d'un *uretère*. Mais chez la Paludine ce conduit est entre le rectum et les organes génitaux, ici il est à gauche des organes génitaux et du rectum.

L'existence de ce canal est facile à démontrer par la simple dissection. La fig. 5 montre le diverticule antérieur du rein et l'uretère fendus longitudinalement. Cette préparation est une des plus faciles qu'on puisse faire sur la Valvée.

M. Rémy Perrier a montré que le canal réno-péricardique aboutit dans le diverticule clos : « Il part de l'angle antérieur du péricarde, coupe l'uretère en passant au-dessous de lui tout contre la cavité palléale, et vient déboucher dans le diverticule, tout près de son extrémité en cul-de-sac ». Je l'ai figuré en *3*, vu par transparence et coupé à son passage devant l'uretère.

Des lamelles saillantes existent sur toute cette portion antérieure du rein : ce sont des crêtes anastomosées, qu'on rencontre tout le long du cul-de-sac antérieur et de l'uretère, sur chacune des parois de ces deux poches. Par des injections, on arrive toujours à mettre en évidence un réseau d'une grande élégance dans chacune des trois parois : on croirait avoir affaire à un système capillaire. Mais j'ai vérifié, avec M. R. PERRIER, qu'il n'y a là que des poches sanguines relativement larges, des lacunes irrégulières, tout à fait analogues à celles que nous avons signalées dans la branchie. Pour les relations de ces lacunes avec le reste du système veineux, je renvoie au chapitre relatif à la circulation. J'ajouterai seulement que le gros vaisseau signalé par M. Perrier, qui traverse obliquement la chambre rénale principale, n'est autre chose que l'*Aorte* (*A*, fig. 6). Le fait est anormal, et s'explique par le développement considérable du rein sur le fond de la cavité palléale : cet organe déborde de toutes parts et atteint le voisinage de l'œsophage ; l'aorte est donc obligé de le traverser pour aller retrouver ce dernier organe.

Au point de vue histologique, je n'ai rien à ajouter aux assertions de M. PERRIER, que j'ai vérifiées soigneusement : contrairement à l'opinion de M. GARNAULT, il n'y a jamais *qu'un rang* de cellules, même sur les crêtes. Le fait est absolument hors de doute. Ces cellules sont partout cubiques et granuleuses et parfois remplies de concrétions (fig. 9 et 9^b*a*). Il n'y a pas de cellules ciliées, sauf au niveau du néphrostome.

CHAPITRE VII.

Appareil respiratoire.

(Pl. xvi).

Historique. — La branchie de la Valvée est *bipectinée*. Aucun zoologiste ne s'est trompé à ce caractère important. Mais l'aspect tout particulier sous lequel elle se présente chez l'animal vivant a de bonne heure attiré l'attention.

WILLIAMS (1) la décrit assez exactement : « Une singulière anomalie (abnormity) se trouve dans la branchie de *Valvata*. Elle est protractile à une grande distance en avant de la coquille à la gauche de l'animal. Elle consiste en un axe long et étroit, aux deux côtés duquel se trouvent des *pinnæ* filiformes ou processus secondaires. Celles-ci portent de plus petites pinnules qui sont les derniers processus. C'est une variété de transition entre les types plans des Paludines et les formes plissées qui prévalent probablement à travers les familles des Littorinides. »

WILLIAMS attachait une importance beaucoup trop grande aux plis que présentent les lamelles branchiales : il voulait même en faire une base de classification, sans prendre garde que la forme monopectinée ou bipectinée était bien plus importante.

La branchie de la Valvée est décrite et dessinée par MOQUIN-TANDON comme formée par la juxtaposition de deux filets longitudinaux portant chacun d'un côté une série de lamelles ; les deux filets en question seraient incomplètement soudés de manière à laisser entre eux deux lignes parallèles de petits trous ou lacunes. Quant aux lamelles, elles contiendraient chacune un fil très fin (un tube délié) (?) tordu en spirale. Ces assertions sont tout à fait erronées comme nous allons le voir.

Suivant IHERING (2), « la branchie primaire gauche est libre à sa pointe et bipectinée ; la branchie primaire droite est très réduite mais également bipectinée. Il ne reste d'elle, à droite, que l'axe, sur le côté duquel on voit, avec un grossissement suffisant, de chaque côté, des feuillets branchiaux tout à fait rudimentaires. » Nous verrons plus loin ce qu'il faut penser de cette formation, que nous continuerons avec la plupart des zoologistes, à appeler *filet lentaculiforme*.

Description de la Branchie (pl. XVI). — Si on ne tient pas compte de son épaisseur, la branchie a une forme triangulaire ; elle est formée d'un support et de lamelles disposées sur chacune des deux faces (fig. 5).

(1) Mecanism of Aquatic Respiration of Invertebrates. *Ann. and Mag. of Nat. Hist.*, t. XVII, p. 36.

(2) Vergleichende Anatomie des Nervensystems und phylogenie der Mollusken. Leipzig.

Le support s'insère au manteau par son côté postérieur; à ce niveau, il s'élargit pour loger le sinus afférent (à droite sur l'animal et à gauche sur les figures) et le sinus efférent (du côté opposé). La branchie diffère donc de forme avec toutes les branchies bipectinées connues dans divers Prosobranches Diotocardes : chez tous, en effet, cet organe se prolonge plus ou moins loin en arrière de sa ligne d'insertion et forme une cloison horizontale qui sépare en deux la chambre branchiale (ceci a lieu même chez l'Haliotis, où la portion postérieure est d'ailleurs très réduite). Les lamelles sont étroites par rapport au support branchial, c'est-à-dire que leur ligne d'insertion n'occupe pas toute la longueur de ce dernier : il reste aussi de part et d'autre un large espace occupé par les sinus afférent et efférent, le premier étant de beaucoup le plus développé. Est-il utile d'ajouter que les trous que MOQUIN-TANDON a cru voir et a figurés, n'existent pas en réalité ?

La branchie de la Valvée se ramène donc facilement au type des branchies bipectinées ordinaires. Elle est comparable à la pointe libre d'une branchie de *Trochus*, d'*Haliotis* ou de *Nerita* qui serait implantée directement sur le manteau, au lieu de se continuer en arrière par une portion soudée latéralement. Elle ressemble beaucoup à une branche de *Fissurelle*.

Dans les branchies ordinaires monopectinées et surtout bipectinées on voit toujours, principalement du côté efférent, un type de soutien, de consistance cartilagineuse, dont j'ai étudié ailleurs la structure. Ici cet appareil résistant n'existe pas : la branchie est molle et souple dans toute son étendue. Ce fait a une importance capitale, car il est lié à un autre fait tout à fait exceptionnel que nous connaissons déjà et que nous pouvons maintenant expliquer : la branchie de la Valvée est très extensible et peut saillir hors de la cavité palléale. A cette particularité se rattachent manifestement d'autres détails de structure. Ainsi la largeur exceptionnelle du vaisseau afférent par rapport au vaisseau efférent entraîne une conséquence évidente : le sang affluant dans l'organe plus vite qu'il n'en sort, en amène naturellement la turgescense. Si l'on effectue l'injection de la branchie, ce qui ne souffre d'ailleurs aucune difficulté on injecte d'abord après le vaisseau afférent, chacun des petits vaisseaux qui suivent le pourtour des lamelles ; puis les lamelles elles-mêmes s'injectent à fond et présentent l'aspect de petits sacs presque entièrement remplis par la masse à injection. L'examen de la branchie, fait sur des coupes, nous montre le même résultat. J'ai montré ailleurs qu'il n'existe jamais de capillaires dans les feuillets branchiaux, mais que ces organes peuvent être assimilés à des sacs aplatis remplis de sang, et dont les parois sont simplement reliées par des trabécules transversaux conjonctifs et musculaires. Ici ces trabécules se voient bien encore visibles, mais ils sont peu abondants et fort espacés. Les feuillets branchiaux se présentent donc en coupe comme de petits sacs gonflés par le sang. Tous ces faits expliquent donc *a posteriori* la faculté qu'a la Valvée de faire sortir son panache à volonté. Cette faculté est, pour moi, le résultat de phénomènes de turgescence.

Il reste à indiquer sous quel aspect se présente la branchie étendue dans l'animal vivant. La pointe a subi une torsion de 90° telle que les deux sinus, qui étaient normalement à droite et à gauche, deviennent respectivement dorsal et ventral (fig. 3). Toute cette portion est en même temps fortement étendue, de sorte que les feuillets sont très écartés les uns des autres ; de là vient l'aspect élégant du plumet branchial. L'élégance est augmentée d'ailleurs par les replis que présente chaque feuillet. Ceci est loin d'être particulier à la Valvée, car la Littorine, l'Haliotis et bien d'autres Prosobranches ont aussi des feuillets plissés.

Glande à mucus. — L'organe que l'on appelle communément glande à mucus chez les Ténioglosses n'est autre chose que l'espace compris entre la branchie et le rectum ; c'est la partie moyenne du manteau, ou le plafond de la cavité palléale. Or, nous savons que chez la Valvée la branchie et le rein sont immédiatement adjacents au rectum : la glande à mucus ne peut donc pas exister. Si l'on cherche quelle est la région du manteau où les cellules mucipares sont le plus développées , on trouve que c'est le bord antérieur du manteau, en avant de la ligne d'insertion de la branchie. On y voit, sur des animaux bien fixés, des cellules caliciformes à tous les stades de fonctionnement et on peut observer facilement que le mucus est expulsé de la cellule par une ouverture située à l'extrémité distale de celle-ci (*c m*, fig. 1 et 10, pl. xvi).

CHAPITRE VIII.

Organe de Spengel.

(Pl. xv).

Pour avoir une connaissance exacte de l'organe de SPENGEL, il faut reprendre avec soin l'étude du gros nerf qui part du ganglion sus intestinal et innerve la branchie et la portion antérieure gauche du manteau (*bi*, fig. 1, Pl. xv). Ce nerf, à sa naissance, présente quelques cellules ganglionnaires qui bientôt deviennent rares, et il se porte vers la gauche en suivant une ligne horizontale par dessus l'œsophage, et par dessus le ganglion cérébroïde gauche. Dans tout ce parcours il est accompagné par la commissure viscérale qui se maintient un peu au-dessous et en arrière. Il a une largeur constante et égale environ à 50 μ. Il présente à sa périphérie un assez grand nombre de cellules. Au point où il passe dans le manteau, il est rejoint par un nerf nouveau, le *nerf palléal gauche*, issu du ganglion de même nom; les deux nerfs cheminent ensemble jusqu'à la naissance du manteau, qu'ils atteignent après un grand détour ; c'est un peu avant d'y pénétrer que le nerf branchial reçoit du nerf palléal un mince filet qui lui est presque accolé, qui n'est autre que l'*anostomose palléale gauche*. Dans toute la première partie de son trajet le nerf branchial est profondément situé. Mais en entrant dans le manteau, comme cet organe est extrêmement mince, il devient immédiatement sous-jacent à l'épithélium. M. BOUVIER a bien vu le nerf en question pénétrer dans la branchie ; il a vu également un rameau émis par lui un peu en avant de la branchie. Ce rameau est aussi volumineux que celui qui innerve la branchie : on peut facilement sur les coupes le suivre, lui et ses principales branches, jusque dans le voisinage du rectum. C'est dans cette région que doit se trouver un organe de SPENGEL. M. BOUVIER n'avait pas en main les documents nécessaires pour émettre une opinion à ce sujet. M. GARNAULT pense que l'abondance et le développement des cellules neuro-épithéliales dans cette région doivent la faire considérer comme représentant un organe de SPENGEL sans limites précises. De mon côté, j'ai trouvé et signalé dans une note précédente l'existence dans cette région d'un ganglion fort petit mais sur la nature duquel il était impossible de se méprendre. Je l'avais considéré comme l'homologue du ganglion olfactif des Diotocardes, mais sa position m'avait semblé un peu singulière et j'avais jugé prudent de faire quelques nouvelles recherches. Je suis en mesure d'affirmer aujourd'hui qu'il existe *un véritable renflement ganglionnaire* mais situé non pas sur le rameau qui pénètre dans la branchie, mais *sur le nerf qui passe en avant de cet organe* (Pl. xv, fig. 3).

Il existe, à la vérité, des noyaux assez abondants tout le long du trajet du nerf branchial, comme cela a lieu pour tous les nerfs volumineux ; ces noyaux ovales sont fort petits (2 μ sur 3 en moyenne). Ce sont les noyaux des faisceaux primitifs qui constituent le nerf. D'autre part, les cellules du névrilème s'observent avec une grande facilité. Leur noyau atteint 5 à 6 μ. Il est impossible de le confondre avec celles que je vais décrire et qui sont bien des cellules ganglionnaires typiques. Le renflement qui forme le ganglion est, à la vérité, peu saillant. Un peu après la bifurcation du nerf branchial, le rameau antérieur a 28 μ de largeur. Au niveau des plus grosses cellules nerveuses il n'en a que 34 à 38. Rien d'étonnant par suite à ce qu'il n'ait encore été aperçu par aucun investigateur. On ne doit pas s'attendre, dans un organe aussi réduit, à trouver un grand nombre de cellules ; il y en a cependant au moins trois fois plus que dans le ganglion viscéral. J'ai comparé les cellules ganglionnaires de l'organe de Spengel avec celles des ganglions cérébroïdes et pédieux : ces éléments sont parmi les plus nets et les plus caractéristiques que j'ai pu observer jusqu'ici. Les cellules sont, tout naturellement, à la périphérie de l'organe : les plus grosses sont en avant et en arrière, ce qui est naturel, puisque le nerf traverse le ganglion de gauche à droite. Les noyaux les plus gros sont ovales, les plus petits sphériques, quelques-uns affectent une forme conique dans leur plus grande dimension, ils oscillent entre 4 et 14 μ. Deux cellules seulement atteignaient une taille aussi élevée : le plus gros des noyaux des ganglions pédieux a tout au plus 15 μ, mais dans ce dernier cas la masse protoplasmique qui entoure le noyau est bien plus développée, elle atteint 34 μ abstraction faite des prolongements ; dans le ganglion de Spengel elle ne dépasse probablement pas 20 μ. D'ailleurs les détails de structure sont exactement les mêmes ; le noyau est coloré au rose vif et présente une multitude de granulations qu'un examen attentif fait avec un excellent objectif homogène de Zeiss montre appartenir à une réticulation délicate. Le nucléole est coloré en rouge vif ; le corps de la cellule en bleu pâle. Les prolongements cellulaires sont de deux sortes : les plus puissants sont orientés vers le centre du ganglion ; d'autres moins saillants sont disposés sur tout le pourtour de la cellule. L'enchevêtrement des fibrilles nerveuses à l'intérieur de ce petit ganglion est assez grand et le réticulum formé assez serré pour qu'on puisse y voir un petit amas de substance ponctuée identique à celle qui occupe l'intérieur des ganglions bien caractérisés qu'on voit sur la même coupe. Ces détails et les dessins que je donne de cet organe suffiront, je l'espère, pour convaincre de l'existence d'un véritable ganglion sur le rameau antérieur du nerf branchial ; qu'il me soit permis d'ajouter que MM. E. et R. Perrier, Dastre et Bouvier à qui j'ai montré mes préparations n'ont point fait difficulté d'en admettre la réalité.

Il est permis de supposer qu'un ganglion aussi bien défini donne naissance au moins à un rameau nerveux important. Le fait est exact : le rameau dont il s'agit naît un peu en avant et sur la gauche ; il se maintient dans le voisinage du nerf principal mais plus près de la ligne de soudure du manteau et du corps ; il innerve aussi le bord antérieur du manteau. Ainsi ce ganglion joue le rôle de ganglion palléal de renforcement. Doit-on lui attribuer aussi un rôle sensoriel ? L'étude de l'épithélium va nous permettre de répondre affirmativement à cette importante question.

M. Garnault a vu, nous l'avons dit, une grande quantité de cellules neuro-épithéliales dans cette région. L'observation est exacte. En un certain point, situé un peu en avant du centre du ganglion, elles sont même si abondantes qu'on en trouve beaucoup plus que de cellules ciliées ordinaires. C'est de tous les cas que nous avons examinés, celui où elles sont les plus fréquentes. J'ai réussi à voir plusieurs faisceaux nerveux réunissant à la substance fibrillaire du ganglion des paquets importants de ces cellules : l'un de ces faisceaux atteint 5 μ de large ; il est assez long et sinueux, part du centre du nerf et écarte sur son passage les grosses cellules ganglionnaires ; il est accompagné par de petites cellules du névrilème et creuse un petit canal dans le tissu compact qui l'environne. Existe-t-il un réseau inter-épithélial ? je ne le crois pas. Le fait est difficile à véri-

fier car la membrane de soutien n'est pas, à beaucoup près, aussi
nettement limitée que dans l'Haliotis et les Trochidés, par exemple.
C'est une masse épaisse, compacte, se colorant faiblement, et présentant une multitude de fibres dont les unes sont conjonctives, les
autres musculaires, d'autres enfin nerveuses selon toute probabilité.
L'aire sur laquelle se rencontrent les cellules sensorielles est fort
étendue (1 mill. environ) mais mal limitée. L'épithélium, en effet,
dans cette région, quoique assez élevé (24μ) l'est beaucoup moins
que dans la région voisine située vers le bord antérieur du manteau ;
là dominent les cellules mucipares qui, comme on sait, ont des dimensions considérables dans la Valvée ; elles ont toutes 40 μ environ. Il
n'y a, par suite, pas de limite tranchée entre les deux régions sensorielle et glandulaire ; on rencontre une région intermédiaire où
dominent les cellules ciliées et où se mélangent les trois sortes de
cellules. Dans la région glandulaire, je n'ai pas trouvé de cellules
sensorielles et inversement.

En somme, nous avons affaire ici à un organe sensoriel assez net,
mais il n'est pas immédiatement en connexion avec la branchie
comme chez les Diotocardes.

Voyons maintenant ce qui se passe du côté de la branchie elle-
même, et examinons le rameau postérieur du grand nerf branchial,
celui qui chemine le long du bord efférent du support branchial et le
long duquel nous trouvions jusqu'ici toujours une région sensorielle.
Dans la communication que j'ai faite précédemment sur ce sujet (1),
j'avais déclaré que « ce nerf, très volumineux, envoie à l'épithélium
des filets grêles comme chez la Fissurelle et non de gros faisceaux
comme chez les Trochidés et l'Haliotis ». Je puis, aujourd'hui, après
de nouvelles vérifications, maintenir cette assertion. Le nerf est
d'abord logé au fond du sinus efférent (*NB*, fig. 1, Pl. xvi) ; il est
bordé d'assez nombreuses cellules nerveuses ; le tranchant et les
deux faces du support branchial présentent un assez grand nombre
de cellules sensorielles. Il n'y en a certainement pas autant qu'autour du ganglion que j'étudiais tout à l'heure, mais il y en a plus, à
coup sûr, que chez les Néritidés et au moins autant que chez la Fissurelle. Si M. GARNAULT, qui ne les a pas décrites dans cette région,
a l'occasion de les y chercher, je suis certain qu'il ne manquera pas

(1) Voir *C. R. de l'Acad. des Sciences*, 16 juillet 1888.

de les y trouver. J'en ai dessiné une montrant une relation avec une petite cellule de relai située dans l'épaisseur de la membrane de soutien (Pl. xv, fig. 9). A mesure qu'on approche de la pointe de la branchie, le nerf diminue rapidement d'importance et les cellules neuro-épithéliales se font rares. J'en ai trouvé cependant assez près du sommet. En même temps la cavité du sinus devient aussi plus faible et bientôt elle est envahie par les faisceaux musculaires longitudinaux. Si l'on examine alors le côté afférent, on voit que le nerf s'est réfléchi à la pointe, mais il est tellement petit que, vers le milieu de la branchie, on le perd complètement au milieu des faisceaux musculaires. Les cellules sensorielles ont d'ailleurs complètement disparu.

Si nous résumons cette description, peut-être un peu longue, mais nécessitée par les anomalies qu'elle met en lumière, nous pourrons dire que *chez la Valvée le nerf branchial, un des plus gros de l'organisme, se bifurque avant d'atteindre la branchie. Le rameau antérieur se renfle en un ganglion fort petit, mais très net, d'où partent deux nerfs palléaux et des filets épithéliaux. Les cellules sensorielles de* FLEMMING *sont très abondantes dans cette région. Le rameau, qui pénètre dans la branchie, homologue du ner olfactif des Diotocardes, est aussi sensoriel, mais à un moindre degré ; il cesse de l'être sur le bord afférent du support branchial. L'organe de* SPENGEL *est, par conséquent, divisé en deux, et la portion la plus importante est voisine de la branchie, mais en est indépendante.*

La Valvée présente donc simultanément l'organe de SPENGEL d'un Diotocarde inférieur (Fissurelle) et celui d'un Monotocarde inférieur : mais ce dernier est plus réduit que dans tout autre type du groupe des Monotocardes.

CHAPITRE IX.

Anatomie du Système nerveux.

(Pl. xv).

Historique. — MOQUIN-TANDON a vu du système nerveux ce qu'on en aperçoit quand on ouvre le tégument dorsal de l'animal et qu'on

observe à la loupe sans dissection, c'est-à-dire le collier œsophagien,
le nerf branchial et la branche sous-intestinale de la commissure,
qui sont très volumineux. Il n'attachait d'ailleurs pas grande importance à la topographie du système nerveux pour la fixation des rap-
ports des divers types, puisque chez lui les Pulmonés Orthoneures
et les Prosobranches Chiastoneures sont confondus.

IHERING (1) place la Valvée parmi ses *Orthoneures*. Il déclare
n'avoir pas pu pousser à fond ses recherches sur cet animal, mais,
dit-il, « le système nerveux me paraît ressembler, d'une manière
générale, à celui de l'Ampullaire et de la Néritine ». Par malheur, il
n'y a aucun rapport entre les systèmes nerveux de ces deux types,
et aucun d'entre eux ne se rapproche de la Valvée. La Néritine
seule est Orthoneure. D'ailleurs, en admettant même qu'IHERING
n'ait pu avoir connaissance de la commissure viscérale de la Valvée,
on ne peut concevoir comment il a pu assimiler les parties antérieures qui sont disposées d'une manière si différente.

Dans un travail ultérieur IHERING donne quelques détails sur les
ganglions. « Derrière les ganglions pédieux sont les deux ganglions
commissuraux, qui sont situés l'un derrière l'autre et réunis par
une commissure assez courte, du reste très peu apparente; celui
de droite contient aussi le ganglion abdominal. » Cette commissure
peu visible n'existe pas en réalité. IHERING a vu la branche sous-
intestinale de la commissure viscérale, mais il l'a prise pour un nerf
tégumentaire et collumellaire. Il n'a même pas vu le gros nerf
branchial. Malgré toutes ces lacunes, il croit enfin pouvoir conclure
que la Valvée est vraisemblablement Orthoneure.

La description donnée par SIMROTH (2) nous apprend un peu plus
que la figure de MOQUIN-TANDON, mais les interprétations proposées
sont exactes; pour cet auteur les ganglions supra-intestinal et sous-
intestinal font respectivement suite aux ganglions palléaux droit et
gauche; les ganglions pédieux sont décrits exactement.

M. BOUVIER (3) est de beaucoup l'auteur qui a le mieux connu la

---

(1) Beiträge zur Kenntniss des Nervensystems der Amphineuren und Arthrocochliden. *Morph. Iahrb.*, t. III, 1877.

(2) Ueber das Nervensystem und die Bervegung der deutschen Binnenschnecken
(*Progr. Realsch.* II *Ordn.* Leipsig, 1882. Résumé dans *Arch. de Zool. Expér.*, t. IX,
1882.

(3) *Ann. Sc. nat.*, 7ᵉ s. T. III, p. 125.

disposition du système nerveux de la Valvée. Il redresse l'erreur d'IHERING qui faisait de ces animaux des Orthoneures. Il décrit exactement les ganglions cérébroïdes, palléaux, pédieux et buccaux, les nerfs palléaux droits et gauches et les nerfs pédieux. Il trouve de plus deux filets que, d'après leur position, il pense être l'origine droite et gauche de la commissure viscérale. Cette conjecture s'est trouvée vérifiée.

M. GARNAULT, dans sa note du 25 juin 1888, se dit d'accord avec M. BOUVIER, mais dans sa courte description, il ne s'explique pas sur le point important entrevu par cet auteur et laisse encore dans le doute l'origine de la commissure viscérale.

Il restait donc, pour avoir une idée complète de la topographie du système nerveux, à trouver le ganglion viscéral, les commissures palléales, et à compléter la description de l'innervation de quelques organes. Je crois néanmoins devoir donner ici à nouveau une description de tout le système, puisque j'ai réussi à l'étudier avec assez de détails par divers procédés.

Les animaux frais ne valent rien pour cette étude : les nerfs sont beaucoup trop fragiles et trop transparents. L'acide chromique convient parfaitement pour les fixer, surtout si on laisse ensuite l'animal pendant quelque temps dans l'alcool à 70°. Voici un procédé nouveau qui m'a donné d'excellents résultats. Un animal dépouillé de sa coquille était mis pendant quelques jours dans de l'alcool à 70° contenant un peu de bleu de méthylène ; il devenait naturellement d'un bleu intense, et était ensuite décoloré dans de l'alcool à 90°. Si on le traitait ensuite par l'acide oxalique, la couleur bleue réapparaissait dans tout le tissu conjonctif. (On sait que le bleu de méthylène prend en présence des acides une teinte très foncée.) Tout le système nerveux avait gardé la teinte d'un blanc laiteux que lui communique l'acide oxalique et se détachait parfaitement. L'animal étant d'ailleurs bien résistant, pouvait être disséqué sous le microscope. J'ai réussi par ce procédé à découvrir le ganglion viscéral ; j'ai indiqué sa place à M. Bouvier qui, de son côté, l'a aussitôt retrouvé par simple dissection à la loupe. Inutile d'ajouter que j'ai contrôlé tous les résultats sur les coupes *in toto*.

Après avoir fendu le tégument dorsal, on voit un peu en arrière du bulbe, la masse cérébro-palléale très volumineuse, visible même à l'œil nu (*G a*, fig. 4, Pl. xii). Les ganglions cérébroïdes et palléaux sont intimement confondus, et les deux commissures pédieuses partent de points très rapprochés (fig. 1, Pl. xv). Les masses cérébro-palléales ont l'aspect de larges bandelettes qui entourent en partie l'œsophage. Elles se prolongent chacune par un ganglion pyriforme : celui de droite (Sp) passe par dessus le tube digestif, se porte vers la gauche et représente le ganglion sus-intestinal ; celui de gauche est moins bien délimité ; il passe par dessous le tube digestif, se dirige vers la droite et représente le ganglion sous-intestinal (Sb). Ces homologies énoncées déjà par Bouvier sont prouvées par l'étude des filets qui partent de ces masses ganglionnaires.

La commissure viscérale (h) part de ces deux renflements allongés, et comme elle ne présente pas d'autre renflement ganglionnaire jusqu'au ganglion viscéral, il s'agit bien là des ganglions commissuraux.

Il est impossible d'aller plus loin dans la spécialisation de ces masses ganglionnaires ; le ganglion palléal est en effet confondu à la fois avec le ganglion cérébroïde et le ganglion commissural, puisque de la masse antérieure part la commissure palléo-pédieuse (k_1), tandis que de la masse postérieure part, comme nous allons le voir, le grand nerf palléal, qui d'habitude naît d'un ganglion palléal.

Le connectif palléo-pédieux est court et gros ; le cérébro-pédieux (k_3) est long et grêle, comme l'avait remarqué Bouvier.

Des ganglions cérébroïdes partent :

1° Le nerf tentaculaire (t), renflé à la base, qui se divise bientôt en donnant un très court rameau se terminant à l'œil.

2° Les nerfs auditifs très grêles (o, fig. 2), qui naissent très près des connectifs cérébro-pédieux. Ils vont aux otocystes qui sont situés un peu en arrière des ganglions pédieux et sont très volumineux (O, fig. 2).

3° En avant et en arrière de ce nerf important, deux petits filets allant au mufle.

4° Le connectif cérébro-pédieux et la commissure cérébroïde. J'ai examiné avec soin s'il existait une commissure buccale, issue des ganglions cérébroïdes ; je n'ai pas pu en trouver trace, même sur des coupes. Je suis donc presque certain qu'elle n'existe pas.

Les ganglions *pédieux* (P) sont triangulaires ; leur commissure est courte et large ; ils se prolongent en avant par deux paires de nerfs volumineux : les uns se portent à la partie antérieure du pied ; ils présentent sur leur trajet un petit renflement ganglionnaire ; les autres sont en arrière (*n*); ils paraissent continuer plus directement le ganglion, malgré le changement de direction ; il sont en effet fortement renflés à leur base. On voit de plus partir de chaque côté des ganglions deux nerfs se dirigeant aux portions latérales du pied. De nombreux filets prennent naissance sur les gros cordons.

Je n'ai pas pu trouver d'anastomose entre ses nerfs.

Du ganglion *palléal* droit part vers la droite un gros nerf (*m*) qui se divise aussitôt en deux. L'une des branches, très volumineuse, innerve le *pénis* et pénètre jusqu'à l'extrémité de cet organe ; elle est ganglionnaire dans toute son étendue. L'autre branche innerve le bord antérieur du manteau dans sa portion droite : il présente un renflement à la base du filament tentaculiforme. On sait que l'innervation du pénis est très variable. (Voir BOUVIER, p. 487.) Il peut être innervé par les ganglions cérébroïdes, pédieux, palléaux, sous-intestinal. Le pénis est rarement palléal : M. BOUVIER n'en a guère trouvé d'exemple que chez les Ampullaires. Il semble être palléal chez la Valvée, puisqu'il est soudé à sa naissance à un nerf palléal ; peut-être cependant y a-t-il un simple accollement. D'ailleurs la soudure intime des ganglions enlève une grande partie de son intérêt à la question. Le nerf palléal droit que nous venons de signaler reçoit une forte branche d'anastomose issue de la portion gauche de la commissure viscérale. L'origine de cette branche est facile à voir ; mais bientôt elle s'enfonce dans les tissus et sa dissection est presque impossible ; heureusement on la trouve facilement sur des coupes.

Le *ganglion sus-intestinal* (*Sp*) se prolonge par un nerf très volumineux, le plus visible de tout le système. Ce nerf passe sur l'œsophage et se porte vers la gauche et un peu en avant : c'est le nerf *palléal gauche* (*b₁*).

Un peu avant d'arriver à la branchie il se bifurque. La branche antérieure se renfle en un très petit ganglion que je considère comme le représentant morphologique de l'organe de SPENGEL (*Z*): de ce ganglion partent deux nerfs qui se distribuent au bord antérieur du manteau. La branche postérieure est le *nerf branchial*. Il reste très volumineux, et court tout le long du support branchial, du côté afférent de la branchie. Il consiste sur le fait qu'ici le ganglion n'est pas sur le trajet du nerf branchial, mais sur un rameau issu d'un tronc commun avec ce rameau.

Ce côté du manteau est encore innervé par un nerf issu du ganglion palléal gauche, non loin de la commissure des ganglions cérébroïdes. Ce nerf a été vu par BOUVIER. C'est de lui que part l'anastomose palléale gauche, qui aboutit au grand nerf palléal un peu avant sa bifurcation. L'innervation de toute cette région où le manteau s'unit au corps est fort difficile à étudier : il faut relever avec soin le trajet des nerfs sur des coupes faites sur plusieurs individus.

La *commissure viscérale* (*h*) naît du ganglion sus-intestinal près du grand nerf branchial, qu'elle accompagne presque jusqu'au point où il entre dans le manteau. C'est bien le filet auquel BOUVIER attribuait par analogie la même signification. Elle se porte en avant et sur la face ventrale en suivant le trajet du ganglion palléal gauche autour de l'œsophage. Puis elle tourne brusquement et revient en arrière en s'engageant dans les tissus. On la trouve dans cette partie charnue par où le manteau se rattache au corps ; elle est excessivement grêle. On la voit sur les coupes se porter progressivement à la face supérieure de la cavité générale. Elle arrive ainsi au ganglion viscéral excessivement réduit, mais visible cependant avec une forte loupe, sur l'œsophage, vers l'extrémité de la glande salivaire droite (*V*). Pour le voir par la dissection, j'ai fendu l'animal par la face ventrale et j'ai examiné le fond de la cavité générale. La commissure s'aperçoit de chaque côté comme un filet excessivement fin qui sort des tissus et qui va à l'œsophage. M. BOUVIER, à qui j'ai indiqué la place de ce ganglion, a réussi de son côté à le disséquer en opérant par la face dorsale. Nos observations concordent parfaitement.

La branche sous-intestinale de la commissure est beaucoup plus facile à observer. Elle naît du ganglion sous-intestinal, sous forme d'un filet qui s'éloigne à angle droit de la commissure palléale droite. On suit ce filet sans dissection jusqu'à un point où il se bifurque. Il entre alors dans les tissus et en ressort bientôt pour se porter à la face dorsale et attendre le ganglion viscéral.

Il ne reste plus à décrire que les *ganglions buccaux* (*B*, fig. 2) : ils ne présentent rien de spécial. Leur observation est très facile. On les voit à la partie tout à fait postérieure du bulbe. Les connectifs qui les rattachent aux ganglions cérébroïdes sont longs et courts (b^1). J'ai vu trois nerfs dont un médian bientôt bifurqué, issus de ces ganglions.

Ainsi donc la Valvée est incontestablement *chiastoneure*, contrairement à l'opinion d'IHERING et conformément à celle de BOUVIER. L'innervation est peu symétrique à droite et à gauche, elle l'est notamment beaucoup moins que dans la Paludine. C'est incontestablement de la *Bithynie* qu'il faut rapprocher la Valvée au point de vue du système nerveux. Dans cet animal, en effet, la concentration est à peu près la même, le ganglion sub-intestinal est seulement un peu mieux délimité; la commissure viscérale et le nerf branchial sont aussi distincts dès leur origine. Quant aux analogies avec l'Ampullaire, elles sont nulles. Un coup d'œil jeté sur la fig. 19 du Mémoire de BOUVIER, montrera des différences profondes : dans l'Ampullaire les ganglions pédieux sont soudés aux palléaux et il y a trois commissures sous-intestinales et une commissure buccale accessoire.

La Paludine diffère de la Valvée par le rapprochement des ganglions pédieux et palléaux, par la présence de commissures pédieuses entre les nerfs pédieux postérieurs et d'une commissure buccale ; ces caractères distinguent les types primitifs, ceux qui sont encore peu éloignés du type diotocarde : ils ont disparu dans la **Valvée**. Enfin dans la Paludine, le ganglion supra-intestinal est très éloigné du ganglion palléal droit : il y a donc une longue branche commune au nerf branchial et à la commissure viscérale, tandis que ces deux filets sont distincts dans la Valvée.

En résumé, le système nerveux de la Bithynie est *chiastoneure* et *dialyneure*. Il est très concentré. Il représente une forme plus éloignée des types primitifs que la Paludine ou l'Ampullaire.

CHAPITRE X.

Histologie du Système nerveux.

(Pl. xv).

L'analyse des diverses recherches publiées sur l'histologie du système nerveux des Gastéropodes, m'entraînerait beaucoup trop loin. On trouvera du reste l'historique complet des travaux de cet ordre

concernant tous les Invertébrés dans le Mémoire capital de NANSEN (1).
Je citerai ici simplement les noms de WALDEYER (1863), BOLL (1869),
DIETL (1877), HANS SCHULTZE (1879), SOLBRIG (1872), LEYDIG (1883),
BÖHMIG (1883), B. HALLER (1886), NANSEN (1887), GARNAULT (1888),
parmi ceux des zoologistes qui ont contribué à nous faire connaître
la structure intime du système nerveux de ces animaux.

Les questions principales sur lesquelles les zoologistes sont divisés,
peuvent être ainsi énoncées :

Les cellules ganglionnaires ont-elles une structure fibrillaire ou
homogène ? Ont-elles une enveloppe distincte ? Les fibres nerveuses
ont-elles leur origine dans les cellules ganglionnaires, ou dans la
substance ponctuée de LEYDIG, ou bien encore doit-on leur attribuer
cette double origine ?

Qu'est-ce que la substance ponctuée de LEYDIG qui forme la plus
grande portion de la substance des ganglions, les cellules mises à
part ? Quel départ doit-on y faire entre les éléments nerveux et
conjonctifs ?

Les cellules ganglionnaires sont-elles unies entre elles directement, ou seulement par l'intermédiaire de leurs branches éparses
à travers la substance ponctuée ?

En ce qui concerne les nerfs proprement dits, doit-on les considérer comme formés d'éléments semi-fluides (tubes nerveux) séparés
par des enveloppes conjonctives résistantes plus ou moins fibrillaires, ou bien au contraire, d'éléments nerveux fibrillaires (fibres
nerveuses) baignés par une substance fondamentale hyaline ?

En considérant le problème dans ses grandes lignes, on peut
rapporter les diverses opinions émises à deux grandes tendances
principales : pour les uns, la substance fibrillaire (*spongioplasma*
de LEYDIG) qui se manifeste dans presque toutes les parties du système nerveux des invertébrés, serait de nature purement conjonctive ou plus exactement servirait de stroma à la substance réellement
nerveuse (*hyaloplasma*) qui se rencontre dans l'intérieur des cellules
nerveuses, dans les nerfs et dans la substance ponctuée de LEYDIG.
Pour les autres, les deux substances seraient de nature nerveuse au
même titre.

La seconde théorie est de beaucoup la plus répandue, la première

(1) *Bergens Museums Aarsberetning*. 1887.

rencontre des défenseurs autorisés, entre autres LEYDIG et NANSEN. Ce dernier, après avoir étendu ses recherches aux groupes les plus variés du règne animal, établit tout d'abord que pour chaque élément la structure histologique est la même dans tous les cas, les modifications observées portant seulement sur le plus ou moins grand développement des parties constituantes. Mais il va bien plus loin et soutient, sur chaque exemple, que l'élément primordial de toute région nerveuse est constitué par une sorte de cylindre plus ou moins allongé d'hyaloplasma, par un *tube nerveux* enveloppé par une gaîne continue de spongioplasma jouant le rôle de support et présentant de place en place des épaississements qui ne sont autres que les granulations ou les fibrilles observées communément. Ces tubes nerveux se trouvent dans les cellules, dans les nerfs et dans la substance ponctuée (1). Cette manière absolument nouvelle et intéressante d'envisager la question se prête, comme on peut penser, assez difficilement à une vérification précise.

Je n'ai pas, on le conçoit, la prétention de donner une réponse positive à toutes ces questions. D'ailleurs, ayant eu l'occasion, au cours d'un autre travail, d'examiner des éléments nerveux dans des types assez variés de gastéropodes, j'ai pu observer d'un type à l'autre, des différences assez profondes pour n'être pas imputables à des accidents de préparation.

Cellules ganglionnaires. — Les cellules sont de toutes les tailles, entre 4 μ et 20 μ. Leur taille n'est pas le moins du monde en rapport avec leur nombre : le ganglion viscéral et le ganglion de SPENGEL, qui sont très petits et n'ont pas plus d'une douzaine de cellules, ont quelques éléments énormes. Les uns sont en apparence *unipolaires*, c'est-à-dire n'ont qu'un seul des forts prolongements, les autres en ont plusieurs ; dans les petites cellules tous les prolongements sont semblables. En réalité, il n'y a jamais de cellules véritablement unipolaires : il y a toujours, même dans les cellules nettement coniques, des prolongements grêles, s'attachant par une base large et s'atténuant brusquement. La structure du protoplasma s'observe facilement dans les grosses cellules des ganglions pédieux et

---

(1) Il va sans dire qu'ils ne sont pas homologues de ce qu'on appelle tubes nerveux dans les fibres à myéline des Vertébrés.

cérébroïdes : c'est un réticulum lâche, à larges mailles, ou plus exactement, le protoplasma est très finement granuleux, presque homogène, et creusé de vacuoles à contours mal délimités (pl. xv, fig. 7).
Les vacuoles sont abondantes à la périphérie de la cellule, le protoplasma est plus dense autour du noyau. Cette observation con-
corde avec celles de SOLBRIG, B. HALLER, LEYDIG, NANSEN. Elle
contredit l'opinion moins répandue, suivant laquelle le corps de la
cellule serait composé de fibrilles entrecroisées dans tous les sens et
d'une substance interfibrillaire (BOLL, DIETL, HANS SCHULTZE). Le
noyau est énorme, presque aussi gros que le corps de la cellule dans
les petits éléments, relativement plus réduit et parfois irrégulier
(réniforme) dans les gros. Sa structure apparaît très distinctement :
il y a une membrane très nette, surtout quand la coupe intéresse
seulement une portion du noyau bien visible. La nucléine forme un
véritable réseau dont on voit bien les points d'anastomose et non pas
un filament enroulé. Les granulations de chromatine sont disséminées dans ces fins linéaments, et l'une d'elles, plus grosse, sphérique, hyaline, fortement colorée, est le nucléole, entouré d'un amas
de nucléine comme dans une cellule un noyau est entouré du protoplasma environnant. Il y a parfois plusieurs globules de chromatine de même taille.

La *membrane* de la cellule est très difficile à découvrir : je crois
cependant pouvoir me prononcer pour son existence. Elle est très
fine, et se colore faiblement. Je pense que les prolongements clairs,
parfois longs mais toujours faiblement colorés, qui relient les cellules périphériques à la fine membrane d'enveloppe du ganglion
(distincte du névrilème), sont des dépendances de cette membrane
(fig. 7). C'est du reste l'opinion généralement admise.

Relations des divers éléments. — B. HALLER admet qu'il y a
souvent union directe entre les diverses cellules et il appelle
Verbindungs-fortsœtze les prolongements qui établissent cette
union. NANSEN le conteste et dit que les cellules sont unies par l'intermédiaire de la substance ponctuée de LEYDIG. Dans la Valvée, il
n'y a jamais union directe entre deux grosses cellules voisines,
mais fréquemment, entre une grosse cellule et une ou plusieurs
petites, existent des relations telles que celles que j'ai figurées (fig.
7 et 8). Les prolongements de chacune d'elles se subdivisent; une par-

tie des branches va se ramifier dans la substance ponctuée, et les autres s'unissent assez rapidement. Il est, d'ailleurs, très facile de vérifier que la plupart des prolongements vont se perdre dans la substance ponctuée et contribuent à sa formation.

La *substance ponctuée* est très abondante dans les ganglions pédieux, qui sont épais (fig. 4), et l'est beaucoup moins dans les autres qui sont plats ; elle manque dans les petits. Elle apparaît comme un réseau à mailles très fines, où les filets présentent à tous leurs points d'anastomose et souvent ailleurs , des granulations distinctes. NANSEN a montré qu'il ne s'agit pas ici de simples linéaments sans épaisseur, mais de petites lames continues, s'entrecroisant de manière à limiter de véritables *tubes*. Les ganglions pédieux de la Valvée se prêtent parfaitement à la vérification de ce fait important, dont je puis certifier l'exactitude. Les ponctuations colorées ne sont que les sections de lignes d'épaississement de ces sortes de membranes.

Je n'ai pas retrouvé ici les petites cellules araignées dites de la *névroglie* , décrites par divers auteurs et vues par moi-même dans l'organe de SPENGEL de plusieurs Prosobranches. Les cellules dont est semée la substance ponctuée chez la Valvée , sont semblables aux petites cellules de la périphérie : ceci me conduit à supposer que les cellules de la névroglie , en général , ne sont autre chose que des cellules nerveuses de petites dimensions et non des cellules conjonctives.

Pas plus ici que chez la Cassidaire, je n'ai pu retrouver l'origine des faisceaux des nerfs, à l'intérieur des cellules : je me prononce donc pour l'origine *indirecte* dans la substance ponctuée : je suis encore sur ce point d'accord avec NANSEN, contrairement à l'opinion de B. HALLER, SOLBRIG, BŒHMIG et GARNAULT.

Structure des nerfs. — Le nerf palléal, étant très volumineux, se prête bien à l'étude histologique. J'en ai figuré une coupe transversale (fig. 6). Elle montre bien l'existence de véritables *tubes*, dont les parois sont coupées tantôt transversalement, tantôt obliquement. D'ailleurs des granulations se voient à tous les points d'anastomose ; une coupe oblique, un peu plus épaisse , permet de vérifier la continuité des parois. Les cellules sont en relation directe avec les parois de ces tubes , qui sont eux-mêmes la continuation de ceux de la substance ponctuée. Il n'y a pas de cloisons qu'on puisse considérer comme conjonctives, avec des éléments distincts des éléments nerveux.

Le névrilème n'a pas été figuré ; l'enveloppe continue que l'on voit sur la figure est distincte du névrilème.

Tels sont les faits que je crois pouvoir présenter avec quelque certitude. Au point de vue général, en considérant surtout ce qui peut éclairer l'histologie du tissu nerveux dans un groupe fort étendu, je puis constater qu'il existe partout (cellules, nerfs, substance ponctuée), un réseau de spongioplasma baigné par un hyaloplasma qui, naturellement, disparaît dans les coupes. Dans les cellules, ce spongioplasma n'affecte pas la forme de tubes : il présente la large réticulation du protoplasma ordinaire ; ailleurs, il forme des *lames* et non pas, comme on l'admet généralement, des *fibrilles* ; les anastomoses de ces lames forment des tubes fusiformes, plus courts et plus étroits dans la substance ponctuée, plus longs et plus gros dans les nerfs. Faut-il donc admettre, avec LEYDIG et NANSEN, que c'est l'hyaloplasma qui est la véritable substance nerveuse, le reste étant un stroma plutôt conjonctif? Ici, bien évidemment, nous sommes en pleine hypothèse ; mais cette théorie me paraît peu probable. Elle amène, entre autres, à considérer comme purement conjonctives les cellules qui, par leur prolongement, sont manifestement en relation seulement avec les gaînes des tubes, comme cela a lieu dans les nerfs ; cette interprétation me paraît bien peu probable.

CHAPITRE XI.

Les organes sensoriels de la Valvée sont l'*œil*, l'*otocyste*, le *tentacule*, dont la fonction sensorielle n'est pas douteuse ; *le filet tentaculiforme* et l'*organe de* SPENGEL dont le rôle est à discuter. Ce dernier organe a été étudié à propos du système nerveux. Je vais passer successivement en revue les quatre autres.

Œil.

(Pl. XVII).

Historique. — L'œil des gastéropodes a été jusqu'ici l'objet d'un assez grand nombre de mémoires. Le premier auteur qui ait apporté à l'étude de cet organe une précision suffisante est Babuchin (1866). Cet auteur, après avoir décrit la rétine des Céphalopodes, a porté son attention sur celle des Pulmonés. Ces derniers étaient étudiés la même année par Hensen. Huguenin reprit, en 1872, l'étude de l'*Helix*, et Simroth, en 1876, s'occupe principalement de ce type qu'il compare à quelques autres (Paludine, etc.). Fraisse (1881) étudie l'*Haliotis*, la *Patelle* et la *Fissurelle*; Carrière (1884) reprend l'*Haliotis*, le *Trochus*, l'*Eolis* (ainsi que plusieurs Acéphales). Hilger (1885) examine 70 espèces de Gastéropodes, dont plusieurs Prosobranches. En 1886, Patten, dans son grand travail sur l'œil des Mollusques et des Arthropodes, s'occupe aussi de l'*Haliotis*; enfin Garnault (1887) décrit l'œil du Cyclostome. Ajoutons que Lendenfeld a étudié (1886) les yeux dorsaux des Onchidies, découverts en 1877 par Semper, et que Grenacher (1886) a décrit l'œil du *Pterotrachea*.

Il est difficile, en parcourant ces divers Mémoires, de faire avec précision le départ de ce qu'il y a de général dans tout le groupe des Gastéropodes et de ce qui est spécial à chaque type. Les opinions sur les questions fondamentales sont encore tout à fait divergentes. Il est certain toutefois, que le degré de différenciations varie considérablement d'un type à l'autre.

Les diverses parties qui ont été décrites dans un œil de Gastéropode sont les suivantes : La *cornée*, simple amincissement de l'hypoderme qui peut manquer si l'œil est ouvert en forme de cupule, le *cristallin*, l'*humeur vitrée*, la *rétine* dont la portion externe adjacente à l'humeur vitrée, est appelée par Patten *couche rétinidienne*, la couche des *fibres nerveuses*, avec ou sans cellules ganglionnaires, enfin l'*enveloppe conjonctive* et le *nerf optique*.

Il n'est pas une seule de ces parties qui n'ait donné lieu à quelques discussions. Résumons brièvement les opinions émises dans les principaux mémoires.

Babuchin (1) distingue le premier avec précision deux sortes de cellules, des cellules incolores, isolées et entourées de cellules pigmentaires. La plupart des auteurs ont revu depuis, cette disposition qu'on peut considérer comme générale. Il voit des fibres nerveuses isolées qui se perdent dans la paroi.

(1) Babuchin. Vergleichende histologische studien. *Würzb. Nat. Zeitsch* 5 Bd. 1864.

Simroth (1), dont Patten juge un peu trop sévèrement le mémoire, à la vérité long et difficile à suivre, décrit une structure lamellaire dans les cellules incolores qu'il appelle bâtonnets (*Stäbchenzellen*). Il pense que les cellules pigmentées sont distinctes des cellules incolores ; celles-ci sont pourvues de quatre filaments de protection qui partent de leur base et courent jusqu'à leur extrémité. Il est difficile de voir ce que représentent en réalité ces filaments que personne n'a revus. Simroth dit avoir vu dans la Paludine les filets nerveux aboutir au *nucléole* des cellules pigmentées : d'ailleurs, dit-il, la question reste obscure.

Fraisse (2) montre que l'œil de la *Patelle* est dépourvu de cornée, de cristallin et de corps vitreux ; il n'y voit même pas de nerf optique (ce nerf a été trouvé, depuis, par Hilger); celui de l'*Haliotis* est ouvert ; il a un cristallin, et le nerf se dilate en un ganglion volumineux. Celui de la *Fissurella* est clos et a deux sortes de cellules rétiniennes. Fraisse attribue le rôle sensoriel aux cellules pigmentées, et pense que les cellules incolores servent de support aux premières et peuvent en même temps sécréter le corps vitré et le cristallin : il découvre des fibres dans le cristallin, mais croit qu'elles sont produites artificiellement.

Carrière (3) considère les cellules pigmentées comme formées d'un axe entouré de pigment incolore : ce fait a été contesté par Patten et par Garnault. Il admet aussi que les cellules incolores sont sécrétrices. Il méconnaît la couche rétinidienne. Il conclut au sujet de la Patelle, que l'œil n'est pas un œil, quoiqu'il ait des cellules sensitives ou visuelles.

Hilger (4) établit nettement les différences qui existent entre les divers Prosobranches au point de vue de l'élévation organique de l'œil : chez les Diotocardes l'œil est une coupe ouverte ; chez les Monotocardes l'œil est clos en avant par une « pellucida ». Le nerf optique des Prosobranches contient des cellules ganglionnaires. Le

(1) Simroth. Ueber die Sinneswerkzeuge unserer einheimischen Weichthiere. — *Zeitsch f. w. zool.* T. XXXIX.

(2) Fraisse. Ueber Molluskenaugen mit Embryonalem Typus. *Zeitsch. f. w. zool.* T. XXXV, 1881.

(3) Carrière. On the eyes of some Invertebrata (Mollusca). *Quart. Journ. micr. Sc.* T. XXIV, 1884.

(4) Hilger. Beiträge zur Keuntniss des Gastropoden Auges. *Morph. Iahrb.* X, 1884.

cristallin et le corps vitreux peuvent être présents ensemble ou séparément. HILGER maintient le nom de bâtonnets aux cellules incolores ; il *reconnaît que les deux sortes de cellules se prolongent sous forme de bâtonnets dans la couche rétinidienne*, mais il croit que plusieurs cellules pigmentées se fusionnent avec une cellule centrale pour former un de ces prolongements. Pour lui, les cellules pigmentées se terminent par une ou plusieurs fibres nerveuses.

A la suite du travail de HILGER, CARRIÈRE (1) reprend ses recherches sur l'*Helix pomatia* : il maintient l'existence d'un axe clair, réfringent, à l'intérieur des cellules pigmentées ; les cellules incolores ont une section irrégulière, et sont en forme de bouteille, avec un contenu distinct ; l'auteur a réussi à découvrir la couche des bâtonnets, qu'il considère comme des gouttes durcies de la même substance qui forme le cristallin.

BÜTSCHLI (2), discutant le travail de HILGER, restitue le rôle essentiel aux cellules incolores et s'occupe principalement de la comparaison avec les Céphalopodes, étudiés par GRENACHER.

Le travail capital sur la question est celui de PATTEN (3). L'auteur étudie un grand nombre de types et s'élève à des considérations très génerales qui ont été l'objet d'une vive critique de la part de RAY LANKESTER (4). Dans une note toute récente, PATTEN (5) maintient et précise ses assertions.

Il n'étudie qu'un seul Gastéropode, l'*Haliotis*. Il le compare à plusieurs Acéphales qu'il a décrits en détail, mais surtout il va bien plus loin que ses devanciers dans l'analyse histologique. Les cellules incolores (*retinophoræ*) sont formées par fusion de deux cellules ; elles se terminent du côté interne par une forte fibre nerveuse très variqueuse. Les cellules pigmentées (*retinulæ*) s'insèrent par plusieurs prolongements radiciformes, à la membrane basilaire. Les deux sortes de cellules se continuent bien au-delà de la ligne

(1) CARRIÈRE. Kurze Mittheilungen aus fortgesetzten Untersuchungen über die Seheorgane (5) Zool. Anz. T. IX, 1886.

(2) BÜTSCHLI. Nachschrift zur Vorstehender Arbeit (HILGER's) *Morph. Jahrb.* X, 1888.

(3) PATTEN. Eyes of Molluscs and Arthropods. *Mitth. Zool. Stat. Napl.* VI, 1887.

(4) RAY LANKESTER. *Quart. Journ. of Micr. Sc.* 35. T. XXVII, 1887.

(5) PATTEN. On the Eyes of Molluscs and Arthropods. *Zool. Anz.* X, 1887, p. 256.

où cesse le pigment : les prolongements hyalins sont appelés par Patten *bâtonnets* (rods). L'ensemble des bâtonnets forme la *couche rétinidienne*. Le cristallin, l'humeur vitrée et la couche rétinidienne sont considérés comme des productions cuticulaires dépendant des deux sortes de cellules. Les deux premières couches constituant la *cuticule cornéenne* et l'autre la *cuticule rétinidienne*; il n'y a donc pas lieu de considérer les cellules incolores comme glandulaires. Ce qu'il y a de plus intéressant dans la description de PATTEN, c'est la découverte d'un riche plexus nerveux intercellulaire. Il voit la fibre nerveuse axiale des rétinophores sortir de la cellule et passer à l'extérieur entre les bâtonnets des rétinophores. En même temps, d'autres fibres serpentent le long de chaque cellule, pigmentée ou non, et vont se résoudre, après des divisions multiples, en un réseau d'une très grande finesse entre les divers bâtonnets de la couche rétinidienne et formant un réseau spécial à chaque cellule (retinidium). L'ensemble des retinidia unis par des anastomoses, constitue les *retia terminalium* ; ils n'atteignent pas le corps vitreux.

D'ordinaire les cellules incolores sont les éléments essentiels de la rétine, mais dans l'*Haliotis*, existe une prépondérance exceptionnelle des cellul s pigmentées ; ce fait est en rapport avec le faible développement fonctionnel de l'organe.

La description de l'œil du *Cyclostome*, par GARNAULT (1), nous ramène un peu en arrière, sous un point de vue : la couche rétinidienne de PATTEN est méconnue ; quoique l'auteur ait eu connaissance du travail de HILGER, il fait terminer lés cellules au point où cesse le pigment ; cependant il croit avoir vu quelquefois des prolongements filiformes. « C'est la portion périphérique de l'humeur vitrée qui, sous l'influence de certains réactifs, prend un aspect strié, et qui a été considéré par les anciens auteurs comme constituant la couche des bâtonnets, » (p. 112). GARNAULT maintient le nom de bâtonnets aux cellules incolores, il en décrit des variétés très élargies, à grands plateaux, qui ne ressemblent pas à ceux qu'on avait décrits jusqu'alors. Enfin, pour GARNAULT, outre les deux espèces de cellules vues par tous les auteurs, il faut signaler des *cellules ganglionnaires*, dans la couche périphérique : ce sont des cellules étoilées à 4 et 5 prolongements, très richement ramifiés. L'auteur

(1) GARNAULT. *Loc. cit.*, p. 107 et suiv.

s'étonne que cette couche, très distincte suivant lui, ait échappé à
Hilger.

Description de l'œil de la Valvée.

N'ayant pas repris toute la série des opérations délicates par lesquelles Patten est arrivé à mettre en évidence le réseau nerveux
de l'œil ; je ne puis pas présenter une description aussi complète
que la sienne. Cependant, les simples coupes en deux couleurs que
j'ai faites habituellement m'ont permis d'aller aussi loin que mes
autres devanciers.

Voici les résultats auxquels je suis arrivé (1).

Chez la Valvée, l'œil est entièrement caché sous la peau (pl. xvii).
L'hypoderme s'amincit en *cornée* (Fig. 1 et 2, *2*) au-dessus du globe
de l'œil, mais ne change aucunement de structure ; on y trouve des
fibres conjonctives et quelques cellules étoilées. L'épithélium de cette
région est cubique et presque régulier. Le globe de l'œil est à peu
près sphérique ; on y trouve très distinctement les parties que nous
avons énumérées : l'enveloppe conjonctive, qui n'est que le tissu
adjacent à peine modifié (*3*), la rétine très épaisse du fond de l'œil
(*4*), plus mince en avant (*5*) ; puis la couche rétinidienne de Patten
(*6*), dépendance de la rétine, faiblement colorée par les réactifs ;
l'humeur vitrée (*7*) ; enfin le cristallin (*8*).

Le *nerf optique* (N), très volumineux, n'aboutit pas tout à fait au
fond de l'œil ; il ne se divise pas en fortes branches, mais donne
immédiatement un riche réseau de fibrilles, qui se voit tout autour
du globe oculaire.

Dans la rétine existent trois sortes de cellules : les cellules pigmentaires, les cellules ganglionnaires, les cellules incolores.

1° Les *cellules ganglionnaires* (Fig. 1 et 2, *cgn*, et Fig. 10),
sont très peu nombreuses. On les trouve vers le fond de l'œil, à une
petite distance de la région d'arrivée du nerf optique : celui-ci en

---

(1) J'appellerai, suivant l'usage, *côté interne* d'une cellule, celui qui est tourné du
côté de l'enveloppe, et *côté externe*, celui qui regarde le centre de l'œil. Cela revient à
considérer l'œil comme une simple invagination épidermique. J'appellerai de plus *bord
antérieur de l'œil*, celui qui est le plus rapproché de la cornée.

contient quelques-unes de petite dimension et isolées. Celles qui existent dans le globe de l'œil sont de taille très variable ; quelques-unes sont très volumineuses (*cgn*), et pourvues d'un gros noyau avec un nucléole, également considérable. Les autres (*cgn* $_2$) sont plus petites, et leur détermination est très difficile.

Fréquemment, en effet, les cellules pigmentées sont coupées obliquement, de sorte que leur partie basilaire seule est visible sur une coupe déterminée ; or, ces cellules, comme nous le verrons tout à l'heure, ont de longs prolongements ramifiés, qui vont s'insérer sur la membrane basilaire ; il est donc parfois difficile de savoir exactement si la cellule en question se prolonge sur la coupe suivante. Mais dans plusieurs cas, j'ai pu lever le doute, et établir qu'il existe, en réalité, des éléments multipolaires en relation avec le réseau de fibrilles nerveuses, qui se trouve dans la couche interne de l'œil. Ces cellules sont loin de former à elles seules une couche continue du tour de l'œil, comme M. GARNAULT l'affirme pour le Cyclostome, ou un ganglion distinct, comme on l'a décrit dans d'autres types, l'Hélix en particulier. Des noyaux des deux autres sortes d'éléments se trouvent, en effet, à ce même niveau, et les cellules ganglionnaires sont éparses au milieu des bases des cellules allongées. Sauf le cas où elles atteignent des dimensions exceptionnelles, elles ne présentent aucun caractère qui permette de les reconnaître à leur simple aspect ; il faut donc rechercher leurs relations : or, j'ai pu établir que des cellules voisines s'unissaient souvent par leurs prolongements.

2° Les *cellules pigmentaires* (*retinulæ* de PATTEN) sont de beaucoup les éléments prédominants (r_1 fig. 1 et 2 ; fig. 3). Leur forme est à peu près constante ; elles sont cylindriques, à peu près droites au fond de l'œil, de plus en plus fortement courbées à mesure qu'on se rapproche du bord antérieur. Le fait capital sur lequel je veux insister tout d'abord, c'est que les cellules pigmentaires se prolongent vers le centre de l'œil, bien au-delà du point où cesse le pigment ; dans toutes les coupes bien colorées au bleu de méthylène, on voit, en effet, la couche rétinidienne (6) se décomposer en cylindres, qui sont absolument réfractaires au carmin, mais absorbent bien la couleur bleue.

Sur des coupes transversales, passant bien exactement par l'axe de l'œil, on peut établir, sans aucun doute possible, que ces cylindres sont dans le prolongement des cellules pigmentaires (*b*, Fig. 1, 2 et 3). Je dirai même plus : dans une jeune Valvée, les cellules pigmentaires étaient très nettement séparées les unes des autres, et le pigment était encore peu abondant : on voit alors la courbe bleue, que j'appellerai *bâtonnet* à l'exemple de PATTEN (*Rod*), se fondre insensiblement sur les bords avec la membrane de la cellule. Il n'est donc pas douteux, comme l'ont dit HILGER et PATTEN, que ces corps ne soient des productions cuticulaires des cellules pigmentaires. La comparaison de ce résultat avec ceux de M. GARNAULT est difficile. Ce dernier n'a pas vu les bâtonnets dans le Cyclostome, ou il les a pris pour les plateaux des cellules incolores, ou bien encore ce sont ces « stries » de la portion périphérique de l'humeur vitrée, « qui ont été considérées par les anciens auteurs comme constituant la couche des bâtonnets. » Il est très possible que les réactifs employés par M. GARNAULT ne colorent que faiblement les coupes en question. Mais le bleu de méthylène est absorbé fortement par les substances cuticulaires ; les soies des Annélides, les dents des Radula, les carapaces des Arthropodes, etc., se colorent plus fortement que le protoplosma ; la pénétration est parfois très lente, mais la coloration est énergique. Il n'est donc pas étonnant que j'ai pu retrouver les bâtonnets sur mes coupes sans aucune difficulté.

Les bâtonnets des cellules pigmentaires ont une section circulaire presque régulière ; c'est dire qu'ils ne sont pas contigus. Ils sont noyés dans une substance homogène, qui se colore bien plus faiblement, et qui est nettement délimitée du côté de l'humeur vitrée.

Le corps de la cellule (Fig. 3), présente deux zones : la zone incolore, qui contient le noyau, et la zone pigmentée. Le *pigment* se présente sous la forme de fines granulations brunâtres, qui, avec un fort grossissement, deviennent des vésicules translucides, régulièrement sphériques. Elles sont parfois si abondantes, qu'il est impossible de les délimiter. Elles sont généralement plus serrées vers la périphérie qu'au centre, ce qui explique facilement l'erreur de CARRIÈRE, qui avait trouvé aux cellules pigmentées un axe distinct ; elles deviennent plus clairsemées du côté interne ou basilaire, et se présentent à des distances très inégales, suivant les cas.

Le *noyau* est ovale, parfois subrectangulaire, et pourvu d'un reticulum serré, très granuleux. Il est généralement assez près de la courbe pigmentée, mais ce n'est que sur les côtés de l'œil que les noyaux des *retinulæ* forment une véritable zone. (5, fig. 1 et 2).

Vers le fond de l'œil ils sont situés à plusieurs niveaux, et se mêlent aux noyaux des *retinophoræ*, situés d'ailleurs, en général, un peu plus près du bord interne.

Ce serait donc trop schématiser que d'établir ici 3 zones distinctes de noyaux. Outre que la zone des cellules ganglionnaires manque sur le côté, les 3 zones s'entremêlent vers le fond de l'œil.

Les *prolongements basilaires* des retinulæ sont nombreux, et souvent très allongés (Fig. 3); ils se bifurquent plusieurs fois, et s'insèrent par des élévations coniques sur la membrane basilaire. Rien ne m'autorise à penser que les filaments nerveux du réseau périphérique soient en relation avec ces prolongements, comme M. GARNAULT le croit évident.

3° Les *cellules incolores* ou *retinophoræ* (r_2, Fig. 1 et 2, Fig. 4), se reconnaissent à leur *noyau* très arrondi, entouré d'un corps protoplasmique fusiforme; au fond de l'œil ces noyaux sont situés généralement dans la zone intermédiaire; mais, sur les côtés, ils sont adjacents à la membrane basilaire. La distinction fondée sur la forme du noyau n'a d'ailleurs, bien entendu, rien d'absolu.

Le *prolongement basilaire* est bien tel que le décrit PATTEN, dans l'*Haliotis*; il est *unique*, assez volumineux, très variqueux, et se continue avec une fibre nerveuse très visible (*1*, Fig. 4). Je n'ai pas réussi à suivre cette fibre dans l'intérieur de la cellule : une fois, cependant, j'ai trouvé une fibre adjacente à la cellule (*8*, Fig. 4). Le *prolongement distal* ou externe de la cellule (*2*, Fig. 4) devient rapidement grêle, et s'engage entre les retinulæ, où il devient le plus souvent invisible, à cause du rapprochement de celles-ci.

Souvent, néanmoins, j'ai réussi à le suivre jusqu'entre les bâtonnets de la couche rétinidienne : lorsque ceux-ci sont coupés transversalement, le prolongement des retinophoræ est parfois bien visible, sous forme d'un point bleu, entouré par les *largescentes* des bâtonnets des reticulæ : ceci établit donc que la courbe rétinidienne est formée par les prolongements des deux sortes de cellules.

Les prolongements des cellules incolores sont toujours grêles, il n'existe aucun de ces éléments à larges plateaux, à base plusieurs fois bifurquée, que M. GARNAULT décrit dans le Cyclostome ; cela est bien prouvé, d'ailleurs, par l'examen des intervalles entre les cellules pigmentaires ; ces intervalles sont toujours étroits, surtout vers l'extrémité externe : les *retinophoræ* vont donc forcément en s'amincissant, ce qu'on vérifie toutes les fois qu'on peut les découvrir.

PATTEN a démontré que les *retinophoræ* sont formés par la soudure de deux cellules, et qu'on y trouve souvent, en outre du gros noyau normal, un autre noyau plus petit, et souvent indistinct ; j'avais moi-même observé plusieurs fois ce noyau avant de connaître l'importance qu'y attachait PATTEN ; il se trouve à peu près au commencement de la zone pigmentée ; il paraît très homogène, et, n'était sa coloration rouge, on pourrait le prendre pour un simple épaississement protoplasmique (Fig. 4 *n*). Je signale le fait, sans pouvoir en garantir la généralité.

Y a-t-il une distinction fondamentale entre les cellules pigmentaires et les cellules incolores ?

PATTEN ne le croit pas, et cite des exemples de *retinophoræ*, où le prolongement grêle est pénétré de pigment. J'ai vu moi-même souvent des traînées étroites de pigments faire suite à un corps cellulaire fusiforme (Fig. 4, 8, 3) ; mais rien ne prouve que ce pigment ne provienne pas de cellules voisines.

Ce qui me semble plus important, c'est la présence des cellules qui sembleraient *retinophoræ* par la base, et *retinulæ* par le sommet ; le prolongement basilaire est unique et variqueux, le corps cellulaire renflé ; un col grêle aboutit à une portion *pigmentée*, qui s'élargit, sans cependant devenir aussi large que les retinulæ voisines. Ayant observé plusieurs fois cette curieuse forme de passage, je crois pouvoir me ranger sans crainte du côté des zoologistes qui admettent que les deux sortes d'éléments peuvent se transformer dans les types inférieurs.

Il nous reste à parler de la *région antérieure* de l'œil. Les cellules y diminuent graduellement de hauteur, et perdent leur pigment ; il est impossible d'y poursuivre la distinction entre retinophoræ et retinulæ ; l'épithélium est presque uniformément cylindrique.

Sur le *cristallin*, je n'ai rien trouvé de nouveau : j'en ai seulement observé facilement les stries concentriques, à l'aide du bleu de méthylène.

L'espace qui s'étend entre le cristallin et la couche rétinidienne a été figuré tel qu'il m'a apparu sur les coupes. Il est fort possible que sur l'animal vivant il soit beaucoup plus réduit ; néanmoins, l'existence à cette place d'un corps spécial, hyalin et soluble, l'*humeur vitrée*, est bien démontrée aujourd'hui par les travaux antérieurs.

Je n'ai pas réussi à observer le riche réseau nerveux décrit par PATTEN, le long des corps des cellules et dans la courbe rétinidienne ; le bleu de méthylène ne met en évidence que les grosses fibres qui proviennent de la division immédiate des fibres du réseau périphérique du nerf optique. Je m'abstiendrai donc de toute hypothèse sur le rôle de chaque partie dans la perception de la lumière.

Cependant, j'appellerai l'attention sur un point : Les belles figures de PATTEN montrent des fibrilles d'une tenuité extrême, et d'autre part, les observations les plus récentes sur l'histologie générale du système nerveux des Invertébrés tendent de plus en plus à faire admettre l'existence de tubes, limités par des membranes pourvues d'épaississements longitudinaux. N'y aurait-il pas lieu de voir comment s'appliquent aux riches *relia terminalia* de ces organes sensoriels des vérifications de la théorie de NANSEN, de LEYDIG et d'autres observateurs ?

Revenons à la Valvée, et résumons les données essentielles relatives à l'œil. Cet organe est clos, pourvu de cellules ganglionnaires ; les éléments pigmentés y sont de beaucoup prédominants ; les éléments incolores ont de part et d'autre un prolongement grêle. Entre les deux sortes de cellules existent des formes de passage. Ces deux sortes de cellules concourent à la formation des bâtonnets cuticulaires de la couche rétinidienne. Il n'existe pas de larges cellules incolores.

Quoique les observations des divers auteurs soient difficilement comparables, il semble résulter de ce qu'on connaît sur l'œil des Prosobranches, que l'œil de la Valvée est plus élevé en différenciation que celui de la *Fissurelle*, de l'*Haliotis*, et surtout de la *Patelle*, et moins que celui du *Cyclostome* et des Pulmonés

CHAPITRE XII

Otocyste.

(Pl. XII).

M. Bouvier décrit exactement la position des otocystes de la Valvée en ces termes : « elles sont très grosses et en contact avec le bord postérieur des ganglions pédieux ; elles sont unies par un épais tractus fibreux qui se trouve, du reste, dans beaucoup de formes voisines. D'après Ihering, les otocystes renferment de nombreuses otolithes. »

Au point de vue anatomique, je n'ajouterai qu'une chose. J'ai cherché avec soin le nerf auditif sur les coupes, n'ayant pu le découvrir par la dissection. Je l'ai vu passer le long de la commissure cérébro-pédieuse et partir en définitive des ganglions cérébroïdes (pl. xv, fig. 20). C'est un nouvel exemple à l'appui de la règle démontrée par M. de Lacaze-Duthiers.

Les otolithes se voient facilement après traitement par l'acide oxalique. Elles sont très nombreuses, réunies en une petite masse mûriforme ; elles sont elliptiques (pl. xvii, fig. 7), parfois un peu fusiformes.

La structure histologique de la paroi mérite de nous arrêter un instant. On décrit, en général, la capsule de l'otocyste chez les Gastéropodes et les Acéphales, comme tapissée de cellules cylindriques ciliées, assez régulières, avec des filaments basilaires qui vont se perdre dans un réseau de fibrilles qui entoure l'organe. C'est ce qui a lieu en particulier chez l'*Helix*, le Cyclostome, la Paludine, et, d'ailleurs, la plupart des Gastéropodes (Leydig, V. Siebold, de Lacaze-Duthiers, Simroth, Garnault, etc.) Mais on sait aussi que parfois les cellules peuvent être peu nombreuses et tout à fait inégales (Planorbe, Ancyle, Succinée, etc.). Simroth a même décrit dans l'otocyste du Cyclas des éléments qui s'éloignent bien davantage du type ordinaire : ce sont d'énormes cellules irrégulières qui se rejoignent par leur prolongement, sans toutefois recouvrir toute la surface (p. 272, 59, pl. xvii). Elles ne sont pas non plus accolées sur toute leur étendue à la membrane basilaire, mais les prolongements forment des ponts qui s'élèvent assez loin de cette membrane. Les soies sont disposées en faisceau au-dessous du corps de la cellule.

Les faits que j'ai observés ont quelque analogie avec ceux que je viens de rappeler. Si l'on examine la surface d'un otocyste débarrassé, autant que possible, de sa capsule conjonctive et coloré au picrocarmin, on y voit des cellules volumineuses et très inégales, avec d'énormes noyaux. (Il est à remarquer que jusqu'ici tout le monde est d'accord pour nier l'existence de cellules ganglionnaires autour de l'otocyste). L'examen de l'organe dans son ensemble ne nous apprend rien de plus. Mais les coupes sont plus instructives. Dans quatre séries de coupes *in toto*, j'ai trouvé toujours l'otocyste en bon état, les otolithes ayant été lentement décalcifiées (pl. xvi, fig. 5). A l'intérieur de la cavité, pas trace de débris de cellules; tout autour, la couche des cellules que l'on voit de l'extérieur. Les plus grosses (fig. 5, *1*), sont pourvues d'un énorme noyau à nucléole allongé (fig. 6, *n*), à membrane nucléaire et à reticulum très nets. Le protoplasma (fig. 6, *1*) est très clair et ne présente pas de structure fibrillaire; il forme un réseau lâche à travers la cellule et paraît parfois s'enrouler autour de celle-ci, de manière à former des anneaux. Dans leur ensemble, les cellules sont très aplaties, mais les plus grosses occupant une portion importante de la membrane de l'otocyste, adoptent la courbure de l'organe. Ces cellules sont-elles pourvues de membrane ? Je suis très porté à le croire. Il est certain qu'en plusieurs points naissent des prolongements à large base (fig. 5 et 6, *2*), dirigés vers l'intérieur de l'otocyste, et n'intéressant pas la masse principale du protoplasma dont le contour reste parfaitement net au-dessous. De même, sur le bord de la cellule, le corps cellulaire finit souvent brusquement, quand il ne s'unit pas à la cellule voisine; on voit alors une fine membrane qui se continue un peu au-delà.

Quelle est la nature de ces prolongements dont je viens de parler ? Il paraît naturel au premier abord de les considérer comme des accidents de préparation. Parfois des paquets de cils agglutinés ou des tractus provenant de la désagrégation des cils, se présentent en coupe sous un aspect analogue. Mais d'autre part, partout ailleurs, dans les autres portions de la même coupe, les cils sont parfaitement conservés; j'ai vu distinctement les anastomoses; les trabécules sont en zigzag, et se ramifient plusieurs fois (fig. 5, *2*) ; ils forment dans l'intérieur de l'otocyste une sorte de réseau lâche qui s'étend en certains points au-dessus des cellules. Je suis donc porté à les considérer comme des prolongements d'union entre des cellules voisines. Quant aux cils ou aux soies que divers observateurs ont vu dans les otocystes, je n'en ai pas trouvé trace. M. GARNAULT dit, d'ailleurs, qu'on les voit difficilement dans le Cyclostome, où ils sont en très petit nombre et très grêles.

Outre le mode d'union que je viens d'indiquer, les cellules en ont encore un autre sur lequel je ne puis avoir aucun doute. Elles s'unissent en certains points largement par leur corps protoplasmique : l'union est aussi nette que je l'ai représentée (*3*, fig. 6). Il est aisé de vérifier que ce raccordement ne se fait pas sur tout le pourtour des cellules voisines, car en deçà et au delà des points figurés sur les coupes voisines, les corps cellulaires demeurent assez éloignés. On a donc bien affaire à des cellules irrégulières, unies directement par leurs prolongements. Mais jamais ces larges prolongements ne s'unissent en formant un pont loin de la membrane basilaire, comme cela a lieu chez le *Cyclas*, d'après SIMROTH. On se demande dès lors si l'aspect observé par cet auteur n'est pas dû à un simple décollement. J'ai constaté un décollement de ce genre dans une des séries de mes coupes, mais je suis certain qu'il est tout à fait accidentel. Je n'ai pas observé d'union directe pour les petites cellules, ni entre elles, ni avec les grosses ; elles paraissent tout à fait isolées, mais cependant elles émettent aussi des prolongements qui vont se ramifier dans l'intérieur de l'otocyste.

Le revêtement cellulaire de l'otocyste n'est pas continu : entre deux grosses cellules il est parfois interrompu, et la membrane conjonctive se trouve à nu (au moins en apparence).

Comment se terminent les dernières branches du nerf auditif dans ces cellules ? Je n'oserais être trop affirmatif sur cette question délicate. Toutefois, en observant de grosses cellules voisines du point d'arrivée du nerf, j'ai vu un filament variqueux aboutir aux cellules dans le voisinage du noyau sans cependant atteindre celui-c (*4*, fig. 6) ; mais des imprégnations au chlorure d'or seraient nécessaires pour étudier avec certitude le mode de terminaison du filet nerveux.

Ces faits, bien qu'incomplets, me paraissent devoir appeler l'att ntion des zoologistes qui voudront plus tard refaire , au point de vue de l'histologie comparée , l'histoire de l'otocyste. La bonne conservation des éléments dans les coupes que j'ai décrites , écarte l'hypothèse d'accidents de préparation. Il reste dès lors , en particulier, à rechercher sur des types plus favorables , les prolonge ments d'union entre les cellules à l'intérieur de l'otocyste, et à voir si l'existence des cellules très inégales n'est pas liée , en quelque façon, à la présence de nombreuses otoconies.

Tentacule.

Le *Tentacule* (pl. xvii, fig. 8), présente une particularité remarquable dans le groupe des Gastéropodes : il est pourvu de deux gros nerfs égaux (N), distincts dès la base du Tentacule, ce sont des branches du nerf tentaculaire (pl. xv, fig. 1, *t*) qui se bifurque à peu près à la hauteur de l'œil. Ces deux nerfs présentent de nombreuses cellules tout le long de leur trajet , sans être précisément ganglionnaires. Ils envoient de fortes branches à l'épithélium fig. 8, *1*) : plusieurs naissent au même niveau , et leur passage à travers la membrane basilaire est aussi nette que je l'ai figurée. Elles se dirigent toutes sur le côté. Aux points correspondants , l'épithélium s'élève, et les cellules , partout ailleurs régulièrement cylindriques, s'allongent notablement, leur noyau est alors à tous les niveaux possibles. Il est aisé de trouver des cellules neuro-épithéliales, de tous points identiques à celles que j'ai décrites plus haut dans l'organe de Spengel. La comparaison entre les deux organes ne pourra manquer de frapper le lecteur qui jettera un coup d'œil sur les planches du travail qui va paraître dans le IX° vol. de la 7° série des *Annales des Sciences naturelles* (pl. 7 et suiv.). En coupant le Tentacule par le milieu, et en ne considérant qu'un nerf, on a exactement un organe de Spengel filiforme, tel que celui de la Littorine et surtout celui de la Paludine , abstraction faite de ses invaginations épithéliales. Pour moi, l'identité de fonction entre les deux organes au moins , dans les types aquatiques , est un fait qu'il est difficile de ne pas admettre , bien qu'on ne puisse guère le prouver expérimentalement. C'est une fonction à la fois tactile et olfactive , ou plutôt une irritabilité non spécialisée , aux excitations mécaniques et chimiques. Les deux nerfs du tentacule ne se rejoignent pas ; ils vont en s'amincissant jusqu'à la pointe du tentacule, et restent séparés. Ils ne présentent *aucun renflement ganglionnaire*. Le fait est intéressant , si on l'oppose à celui qui a été constaté chez les Pulmonés terrestres et le Cyclostome. Chez ces animaux, le nerf tentaculaire présente parfois plusieurs renflements ganglionnaires, entre autres un volumineux à l'extrémité de l'organe. Les terminaisons nerveuses de ce bouton terminal , décrites par FLEMMING et revues par M. GARNAULT sont, d'ailleurs, identiques à celles que j'ai retrouvées dans la Valvée, après les avoir observées dans tous les organes palléaux des Prosobranches.

Le centre du tentacule est occupé par un rachis conjonctif ramifié, qui se continue sans interruption d'une extrémité à l'autre. Il est composé d'une masse fibrillaire, qu'il est absolument impossible de décomposer en éléments distincts. On voit de nombreux noyaux épars dans la masse , mais les fibrilles , qui sont longues et très distinctes, en enveloppent parfois plusieurs. Je pense qu'on est ici en présence de cellules fusionnées, comme on en rencontre fréquemment dans d'autres cas. Ces fibrilles sont en connexion avec les prolongements de cellules multipolaires ordinaires très nettes , à noyau plus petit, qu'on trouve çà et là dans la masse et qui forment un réseau compliqué de protoplasmes pâles et à peine granuleux.

Ajoutons enfin, pour compléter cette description, qu'il existe une lacune longitudinale bien régulière (*S*, fig. 8), mais communiquant avec d'autres lacunes irrégulières dont la description ne présenterait aucun intérêt.

La différenciation sensorielle du tentacule de la Valvée est inférieure à celle de l'organe correspondant des Gastéropodes terrestres, et aussi à celle des tentacules épipodiaux des Rhipidoglosses qui sont pourvus de papilles saillantes qu'a décrites FLEMMING et que j'ai revues moi-même facilement.

Filet Tentaculiforme.

Historique.— Le filet tentaculiforme est connu depuis longtemps et il a fortement intrigué les zoologistes ; il a été appelé successivement tentacule latéral (Geoffroy-St-Hilaire), flagellum (Müller), appendice tentaculiforme (Draparnaud), fil branchial (Lamarck), 3e tentacule (Gruithuisen), filament tentaculiforme (Moquin-Tandon). Suivant ce dernier auteur, le filet sert à défendre la branchie contre l'action des corps étrangers et à favoriser le renouvellement de l'eau. Williams proteste contre l'appellation du troisième tentacule. Ihering le considère comme une branchie rudimentaire, réduit à son support branchial. M. Fischer reste dans le doute et se demande si le filet ne représente pas la branchie accessoire ou fausse branchie des autres Prosobranches. M. Bouvier a répondu à cette question en montrant que le filet est innervé par le ganglion palléal droit, au contraire de la branchie ; il n'est donc pas l'homologue d'un organe qui est toujours innervé par le même ganglion que la branchie, c'est-à-dire par le ganglion palléal gauche. « Il serait morphologiquement plus exact de lui attribuer la valeur d'une branchie ou d'une fausse branchie droite correspondant aux organes du même côté chez les Haliotides ; mais je pense qu'il est plus naturel de voir dans ce filet un appendice allongé, comme en portent à droite et à gauche les Olividés sur le bord du manteau. Les *Rissoa* ont aussi ce filet tentaculiforme. » M. Garnault, qui adopte cette manière de voir, fait remarquer que le filet en question se rencontre chez les embryons de Paludine.

La question reste la même pour tous ces groupes. Mais dans les Olividés, il n'y a pas de doute possible et l'on voit bien qu'il s'agit d'une indentation du manteau. J'ajouterai que tout le monde connaît les tentacules accessoires du bord du manteau de l'*Haliotis* et que personne n'a songé à leur donner une autre signification que celle d'un tentacule.

L'étude histologique va, d'ailleurs, nous donner de nouveaux renseignements.

La structure du filet tentaculiforme est des plus simples (Pl. viii, fig. 9). On y voit un rachis conjonctif ramifié très développé, absolument identique à celui du tentacule, et formé des mêmes fibres.

Les muscles longitudinaux sont aussi groupés par faisceaux ; ils sont moins puissants et deviennent clair semés bien avant la pointe du filet. Les lacunes sanguines sont plus rares ; la lacune principale est irrégulière. Enfin le nerf (N) est à peine visible. Rien n'indique qu'il envoie des filets à l'épithélium. Ce dernier tissu est d'ailleurs composé exclusivement de cellules cubiques ciliées, absolument régulières ; il n'y a manifestement pas de cellules neuro-épithéliales.

Si l'organe en question était une branchie rudimentaire, on devrait s'attendre à y trouver la structure d'un support branchial ; ce qui caractérise cet organe, je le montrerai ailleurs, c'est une vaste lacune afférente et une lacune efférente, bordées toutes deux par une paire d'épais faisceaux musculaires longitudinaux ; c'est une tige de consistance cartilagineuse sécrétée par une couche de cellules vésiculaires ; c'est enfin un tissu spongieux et lacuneux qui remplit le reste de l'organe. Rien de tout cela n'existe ici. S'il s'agit donc d'une branchie, il faut avouer qu'elle est bien dégénérée.

Au contraire, tout semble nous prouver qu'il s'agit d'un tentacule rudimentaire : réduisons le nerf et la lacune du tentacule, et nous avons immédiatement le filet. De fait, il est facile de vérifier que sa sensibilité n'est pas bien grande ; on peut le toucher sans qu'il se rétracte, tandis que les tentacules et la branchie elle-même sont doués d'une sensibilité tactile considérable. Il n'est donc pas étonnant qu'un semblable organe, jouant un rôle tout à fait effacé, ait disparu chez l'adulte dans la Paludine. Sa constante présence dans la Valvée est une preuve à l'appui du caractère archaïque, si l'on peut s'exprimer ainsi, de ce type si aberrant.

CHAPITRE XIII.

Appareil génital.

§ 1. *Historique.* — MOQUIN-TANDON a étudié le premier l'appareil génital de la Valvée et démontré que cet animal est hermaphrodite. Cette découverte fut annoncée par lui dans une courte note insérée dans les *Mémoires de l'Académie des Sciences de Toulouse* (4e série, II, 1852, p. 63) et dans le *Journal de Conchyliologie* (III, 1852, p. 244). Dans son grand ouvrage, il étudie, au point de vue de l'Anatomie comparée, les diverses parties de l'appareil génital chez divers Mollusques. Je crois utile de reproduire ici les passages épars qui se rapportent à la Valvée :

« La verge se trouve tout à fait extérieure et placée comme un 3° Tentacule près de la corne droite, — l'orifice femelle est sous le collier, à droite de l'anus, — le canal excréteur est long, très grêle...., il ne se dilate en épididyme dans aucune partie de son trajet, il s'épaissit à peine en s'approchant de la matrice et de la prostate efférente. — L'organe de la glaire existe à quelque distance de l'utérus, il communique avec la matrice par un conduit qui se montre en dehors de l'utérus, derrière le canal copulateur. — La matrice est grosse, courte, très bombée en dessus, elle n'offre pas de boursoufflures.— La verge n'a pas de fourreau ;— elle est traversée par un filament tubuleux, contracté en zigzag et ne contient pas de flagellum. — Le canal déférent paraît fort court, il passe presque tout entier dans l'épaisseur de la peau, et, comme il est fort grêle et de couleur grisâtre, on éprouve beaucoup de peine à le suivre au milieu du tissu. — Le rétrécissement antérieur de la poche utérine paraît si peu marqué qu'on peut dire qu'il n'y a pas de vagin proprement dit....; mais le bord inférieur de la matrice est accolé au conduit copulateur. — Celui-ci est large, assez long... et arrive jusqu'à l'organe de la glaire ; son extrémité se courbe légèrement, mais ne se dilate pas en poche : elle est, au contraire, un peu plus mince que le reste du conduit. La prostate paraît ovoïde, un peu arquée, de la longueur de la matrice, mais un peu moins haute ; c'est une couche mince de substance granuleuse. »

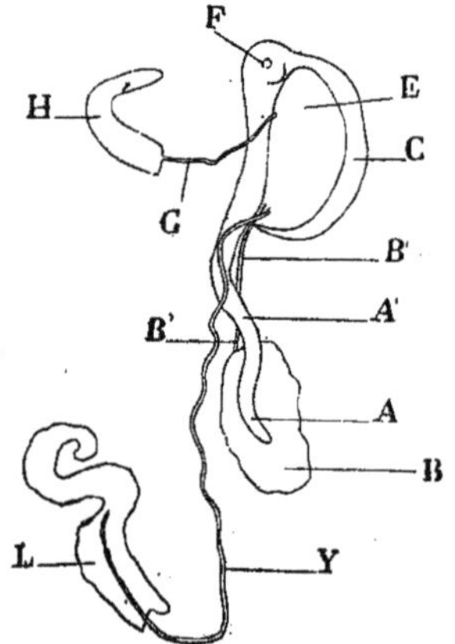

Fig. 1. — L'appareil génital d'après Moquin-Tandon.

A, A′ Canal copulateur (il n'est pas terminé par une poche) ; B, organe de la glaire ; B′, son canal ; C, matrice ; E, prostate déférente ou proprement dite ; F, orifice ♀ ; G, canal déférent ; H, verge ; L, organe en grappe terminé dans le foie ; Y, canal excréteur.

Cette description peut paraître, au premier abord, complète et suffisante ; cependant elle n'a guère convaincu les zoologistes qui se sont occupés de la Valvée : M. FISCHER et M. BOUVIER en particulier, disent que l'étude anatomique des organes génitaux est encore à faire, et que l'hermaphroditisme n'est nullement démontré. En particulier, une grande indécision règne encore sur la disposition des parties dans la masse génitale bombée qui se voit dans le manteau près du Rectum ; la figure de MOQUIN-TANDON, que je reproduis ici, laisse penser que MOQUIN-TANDON n'avait guère réussi à disséquer cette masse ; les noms qu'il donne aux divers canaux sont arbitraires et ne sont guère justifiés que par une comparaison trop sommaire entre la Valvée et les Pulmonés à orifices sexuels séparés.

M. GARNAULT, dans sa première note, affirme à son tour l'hermaphrodisme et renvoie à un travail ultérieur pour la description de l'organe.

Dans la note que j'ai publiée à mon tour, je vérifie le fait de la production d'œufs et de spermatozoïdes en même temps dans la glande génitale. Au cours de la description sommaire que je donne des organes génitaux, j'avais cru pouvoir indiquer la présence d'un oviducte et d'un canal déférent distincts ; M. GARNAULT a déclaré que le fait est inexact et je n'ai pas tardé à le vérifier moi-même sur de nouvelles coupes ; j'avais pris pour un conduit normal une simple déchirure de l'ovaire. Cette erreur se comprendra facilement si l'on songe que les conduits passent à la face interne du tour de spire, c'est-à-dire qu'ils suivent le plus court chemin dans le tortillon ; il est donc difficile de redresser ce dernier pour en faire des coupes bien transversales, sans léser les organes que l'on est obligé de distendre un peu. On y réussit cependant sur un animal vivant, que l'on maintient allongé au moyen d'épingles et que l'on fixe dans cette position.

M. GARNAULT, d'ailleurs, me paraît avoir commis une erreur tout à fait du même genre, en décrivant une communication que je ne crois pas exister normalement. — La note qu'il a publiée dans le *Zool. Anzeiger* (1) contient une courte description, consistant simplement dans l'explication d'un schéma ; je reproduis ici ce schéma, avec toutes les explications que contient le texte. Le reste de la note

____

(1) *Zool. Anz* , T. XII, 1889, N° 807.

est consacré à des comparaisons avec les Pulmonés et à des hypothèses sur le rôle des diverses parties ; je reviendrai tout à l'heure sur ces deux points.

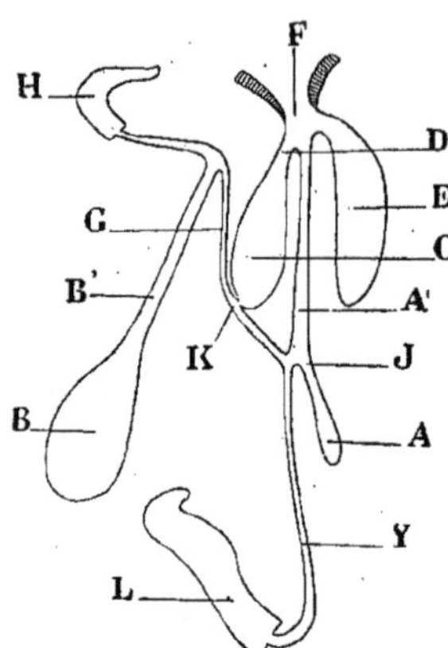

FIG. 2. — L'appareil génital d'après M. GARNAULT.

A, Cul-de-sac glandulaire fonctionnant comme glande de l'albumine ; A′, oviducte ; B, prostate ; B′, son canal ; C, poche copulatrice ; D, son canal ; E, glande accessoire ; F, pore génital ; G, canal déférent ; H, verge ; J, K, gouttières latérales ; L, glande hermaphrodite; Y, canal efférent.

Aux deux figures données par MOQUIN-TANDON et M. GARNAULT, j'adjoins un schéma qui résume mes propres recherches. Pour rendre ces trois figures comparables, j'ai déterminé avec soin la concordance de tous les organes, je les affecte de lettres identiques et j'indique les divers noms qui leur sont attribués.

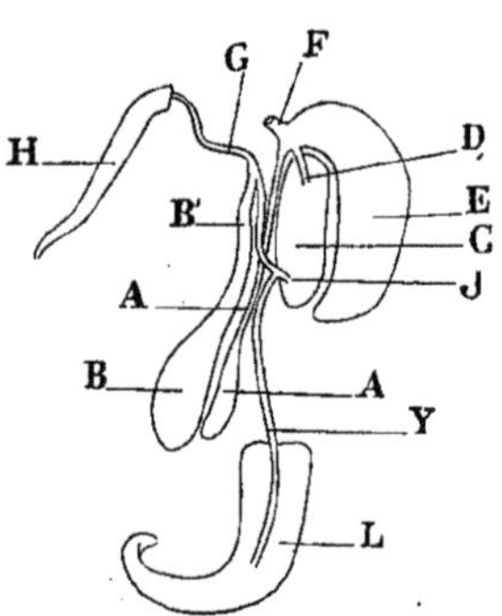

FIG. 3. — L'appareil génital d'après les présentes recherches.

A, Glande de l'albumine ; A′, son canal ; B, prostate ; B′, son canal ; C, poche copulatrice ; D, J, oviducte ; E, glande accessoire sécrétant la coque des œufs ; F, orifice ♀ ; G, canal déférent ; H, pénis , (K n'existe pas) ; L, glande hermaphrodite ; Y, canal efférent.

Pour justifier le schéma que je propose, je vais aborder la description anatomique de l'appareil génital. J'indiquerai successivement ce qu'on peut voir par la dissection et ce que fournit le

relevé des coupes successives. Il sera facile, dès lors, de mettre en
lumière les différences qui existent entre mes observations et celles
de mes deux prédécesseurs , et de discuter les dénominations que
j'aurai adoptées provisoirement. — La seconde partie de ce chapitre
comprendra l'étude histologique des divers organes, et dans la troisième j'indiquerai la structure de la glande génitale et le développement des produits sexuels.

Dissection des Organes génitaux.

(Pl. xviii).

Je n'essaierai nullement de prétendre que la dissection seule peut
amener à des résultats certains sur la topographie des organes génitaux ; je crois même que si l'on n'avait à sa disposition qu'une seule
méthode, celle des coupes serait préférable. Mais les deux procédés
combinés donnent d'excellents résultats, et, dans le cas présent, je
me suis attaché à retrouver au scalpel, sous le microscope, les
diverses parties dont j'avais constaté l'existence sur les coupes.
Cette méthode a l'avantage de permettre une reconstitution plus
précise de l'ensemble de l'appareil.

Pour disséquer les organes génitaux, il faut fendre le manteau sur
la droite et le rabattre, en ayant bien soin de ne pas déchirer
le fond de la cavité palléale; il faut alors dérouler le tortillon, et
mettre par dessus le côté droit (côté interne de la spire) ; l'abdomen
apparaît alors en prolongement direct avec la partie palléale des
organes génitaux; on coupe ensuite l'œsophage. (Pl. xviii, fig. 1).

Cela posé, on voit le canal efférent dans toute sa longueur (*X*). Il
parcourt trois régions : en arrière, il cotoie la glande hermaphrodite (*L*), dans la portion antérieure de l'abdomen il suit le foie (*F*),
l'estomac (*E*), puis la glande annexe de l'appareil mâle (*Pr*), enfin,
en avant, il côtoie la masse génitale palléale (*Pc*).

La *glande hermaphrodite* (*L*) occupe à elle seule toute la fin du
tortillon et s'étend sur un tour de spire et demi et davantage. Son
aspect est blanchâtre, quand on a enlevé au pinceau l'épithélium
pigmenté qui tapisse le tégument. En avant, la glande se termine un
peu en arrière de l'extrémité postérieure de l'estomac, elle se

rétrécit dès qu'elle arrive au niveau de l'extrémité postérieure du foie : celui-ci augmente de volume à mesure que la glande génitale diminue. Les deux organes sont juxtaposés et ne se pénètrent pas ; c'est sur la face que nous examinons et qui représente le côté droit de l'animal, que la glande s'étend le plus en avant.

A l'époque où se développent les produits sexuels , c'est-à-dire pendant tout l'été, les œufs font saillie sur le pourtour de la glande et les gibbosités deviennent très fortes quand les œufs atteignent de grandes dimensions, dans les mois de mai à août.

J'appellerai , avec M. GARNAULT, *prostate* , la glande annexe de l'appareil mâle (Pr). Extérieurement cette glande est pyriforme. Elle se continue en avant par un large canal qui côtoie le canal efférent et forme avec lui un ruban saillant sur le côté de la masse génitale palléale, où il finit par pénétrer ; il n'est pas très difficile de voir la jonction de ce canal avec le canal efférent , il faut pour cela enlever délicatement la membrane conjonctive qui recouvre le tout, et isoler les parties au moyen du jet d'une fine canule (Pl. XVIII, fig. 2). On voit alors qu'il existe en réalité trois canaux accolés ; le troisième, le plus grêle (*1*, fig. 2), est le conduit sécréteur de la glande de l'albumine dont nous allons fixer la position.

La prostate n'est pas un organe massif ; si on l'ouvre, on aperçoit que sa cavité est étroite ; qu'on se figure un sac un peu aplati, contourné de manière à recouvrir un autre organe $(Pr$, fig. 4 et 8) ; ce dernier est la glande de l'albumine. La position relative des deux glandes et du canal efférent est d'une grande importance. La fig. 3 représente l'ensemble des trois organes : la prostate (Pr) a été déployée, et la portion *1* est normalement rabattue par dessus la glande à albumine. On voit que le canal efférent (X) est presque partout séparé de la glande de l'albumine par un repli de la prostate (*2*) ; vers le milieu à peu près, ce lobe de la prostate s'enfonce (*3*) et la glande devient voisine du canal. *C'est évidemment en ce point que* M. GARNAULT *place l'ouverture* qu'il a marquée (K, fig. 2, page 324) et qui fait communiquer le canal efférent avec le canal excréteur de la glande de l'albumine qu'il appelle oviducte.

L'examen attentif de son schéma et de mes préparations ne me permet pas d'autre hypothèse : la région en question est, en effet, en arrière du canal de communication avec la poche copulatrice, et la glande à l'albumine est le seul organe de qui l'appareil femelle soit voisin du canal. J'ai donc étudié cette région avec grand soin depuis la publication de la note de M. GARNAULT, et j'ai fait de nouvelles séries de coupes : j'ai vu une seule fois la communication dont il parle ; je n'hésite pas à dire que c'est une déchirure. Dans quatre séries de coupes intactes, j'ai partout vu les deux canaux séparés dans tout le trajet où ils étaient en regard ; un peu plus haut et un peu plus bas, la prostate vient s'interposer entre le canal afférent et le canal de l'albumine ; il n'y a alors pas de doute possible. Il est à remarquer que dans une jeune Valvée, non arrivée à la maturité sexuelle, la prostate est moins développée, et ne déborde pas en 2 entre les deux canaux (pl. XVIII. fig. 3). Elle les enveloppe incomplètement, et ils restent voisins sur un plus long trajet : néanmoins, je crois pouvoir affirmer leur complète indépendance.

Dès lors, je ne puis conserver le nom d'*oviducte* que M. GARNAULT donne à son canal *o* (fig. 2, page 324), et je lui maintiens le nom de glande de l'albumine. Quant à la dénomination de MOQUIN-TANDON qui en faisait une poche copulatrice, elle n'est justifiée par aucun fait : on n'y trouve pas de spermatozoïdes, et la nature glandulaire ne peut pas faire de doute. Enfin, MOQUIN-TANDON appelait glande de la glaire ce que nous appelons prostate : il ne savait pas, en effet, comment se comportait le canal efférent dans la masse génitale palléale, et n'avait pas vu que cette glande est une annexe du conduit mâle.

Nous arrivons, en suivant le canal efférent, à la partie antérieure de la masse génitale qui existe dans le manteau à droite du rectum. En enlevant la fine membrane conjonctive qui recouvre le tout, en traitant par quelques gouttes d'acide qui rend l'épithélium opaque, en dirigeant le jet d'une fine canule, nous réussissons à voir la communication que signale M. GARNAULT entre le canal efférent et la poche copulatrice (*J*. fig. 1 et 2, page) ; c'est, non pas une fente, mais un fin canal recourbé, creusé dans les parois de la poche, un peu avant son extrémité postérieure. (Q. fig. 2, pl. XVIII).

La signification n'est nullement difficile à découvrir : c'est l'*oviducte*, et la poche copulatrice (*Pc*) n'en est qu'une dilatation. Le canal efférent continue son trajet à droite de la masse génitale, et prendra dès lors le nom *canal déférent* (*X*, fig. 2). Peu après, il reçoit le contenu de la prostate (*Pr'*), contourne la petite cheminée creusée de l'orifice femelle, il se dirige vers la tête après un coude prononcé, et pénètre dans le pénis près de l'œil (fig. 1).

Revenons à l'oviducte : la poche copulatrice est très facile à isoler (fig. 2). Il suffit d'enlever le tissu conjonctif près du rectum, et de séparer la première poche (*Pc*) d'une autre, immédiatement sous-jacente, qui est la glande de la coque des œufs (*GlB*). La poche copulatrice reste attenante à cette glande par l'extrémité antérieure : c'est là, en effet, qu'elle débouche dans une espèce d'atrium où arrive aussi le canal de la glande de l'albumine. L'oviducte s'y rend aussi sous forme d'un canal étroit (*Q′*) que l'on réussit à voir sur la paroi de la poche copulatrice par le procédé déjà indiqué : il part de la poche un peu en arrière de son extrémité antérieure; c'est le *canal de la poche copulatrice* de M. GARNAULT, D, fig. 2, page 324).

Je maintiens le nom de poche copulatrice donné par M. GARNAULT, à la cavité nommé par MOQUIN-TANDON utérus, parce qu'on y trouve fréquemment (non pas toujours) des spermatozoïdes. Dans la volumineuse glande accessoire, j'ai trouvé plusieurs fois des œufs : tantôt ils étaient isolés, et pourvus d'une coque, tantôt ils étaient réunis dans une capsule, et déjà segmentés. Il n'est donc pas douteux que la glande ne sécrète la capsule. Sécrète-t-elle aussi la coque spéciale de chaque œuf ? cela est absolument probable ; mais pour en être certain il faudrait y trouver des œufs dépourvus de leur coque.

Relevé des Coupes.

(Pl. xix).

Les figures que je présente dans la planche xix, ne reproduisent que les coupes les plus importantes d'une même série. Le schéma, que j'ai donné plus haut, peut représenter la restitution de l'appareil d'après toutes ces coupes.

La série doit être complétée par les figures 1 et 2 de la planche xx données à propos de la glande hermaphrodite, et par les figures 1 et 2 de la planche xiv données à propos du foie.

Le canal efférent (*X*) prend naissance avant l'extrémité antérieure de la glande qu'il côtoie donc à peu près au niveau où finit le foie en arrière pendant quelque temps.

Sur une série de coupes transversales on voit nettement la disposition relative des organes ; la dissection de cette région est aussi très facile.

Au point où le canal s'ouvre dans la glande, on voit au même niveau le foie, la glande génitale et le canal efférent (pl. xix, fig. 1). Plus haut, la glande génitale disparaît et le canal côtoie le foie. Il est très large dans cette région (fig. 2, pl. xiv).

Plus haut encore (fig. 2) commence le cul-de-sac de l'estomac qui pénètre comme un coin dans le foie et en isole une portion au niveau de l'ouverture du conduit hépatique. Puis l'estomac occupe toute la largeur de l'abdomen, moins l'espace occupé par le canal efférent : celui-ci côtoie donc l'estomac pendant quelque temps (fig. 3, pl. xix). A la naissance de l'œsophage, le canal se sépare de l'estomac et suit l'œsophage (fig. 4).

A ce niveau, le lobe gauche du foie est terminé, et l'on est en présence de l'ouverture du lobe droit.— La prostate (*Pr*) commence à apparaître ; elle est située à droite du foie : le canal efférent s'en rapproche. — La prostate grandit ; l'estomac diminue, on aperçoit la pointe de la glande à albumine (*Gl A*) à droite de la prostate (fig. 5).

Le lobe droit de la glande à albumine apparaît, et l'on voit sa communication avec le lobe gauche. Les coupes de cette région sont particulièrement intéressantes (fig. 6); on y voit, en effet, quatre organes bien développés et deux canaux coupés bien transversalement ; l'étude histologique est facilitée par ces dispositions. Nous arrivons à la portion antérieure de l'abdomen (fig. 7). L'estomac s'élargit brusquement et remplit presque tout l'espace qu'occupait jusqu'ici le lobe droit du foie. On rencontre les importants sinus abdominaux (*S*) et l'aorte. Le canal efférent est toujours séparé de la glande à l'albumine par la prostate, qui s'est notablement rétrécie : au centre de la coupe, apparaît la poche postérieure ou principale du rein (*R*).

Une portion de l'estomac disparaît (fig. 8) ; à sa place on trouve l'intestin terminal (*J*), qui est coupé longitudinalement puisqu'il s'appuie sur l'estomac avant de se diriger en avant dans le manteau. Le rein n'occupe plus tout le centre de la coupe, et l'on rencontre la pointe de la cavité palléale (*C P*), qui, comme on l'a déjà vu, se prolonge loin en arrière. Nous sommes encore dans l'abdomen et déjà les coupes sont nettement divisées en deux portions séparées par cette cavité : d'une part l'œsophage, la pointe antérieure de l'estomac et le commencement de l'intestin ; d'autre part, les organes qui passent dans le manteau, c'est-à-dire de gauche à droite, le canal efférent, la prostate, la glande à l'albumine et le rectum ; le rein sépare cette masse recto-génitale de la cavité palléale. Une série de figures qu'il est inutile de reproduire donnent les sections tangentielles de l'estomac, et le diaphragme qui sépare l'abdomen de la cavité antérieure du corps. Nous abandonnons dès lors les organes qui pénètrent dans cette cavité ainsi que le rein qui passe dans le manteau, de l'autre côté du rectum, c'est-à-dire à droite, et nous ne nous occupons plus que de la masse génitale, qui se porte en avant, toujours accolée au rectum, sur le plafond de la cavité palléale.

Aux deux glandes et au canal que nous avons suivis jusqu'ici s'ajoute brusquement une masse épaisse qui fait saillie (fig. 9). Elle contient deux organes qui se terminent en arrière en cul-de-sac, la *glande accessoire* (*G l B*) et la *poche copulatrice* (*P c*), celle-ci séparant la première de la cavité palléale. A une très petite distance du fond de la poche copulatrice, on voit déboucher dans cette poche un canal qui remonte en avant en se tenant en regard du canal efférent, dont il est séparé par un diverticule de la cavité palléale (*Q*, fig. 10). Ce diverticule s'efface, les deux masses génitales se rapprochent, le conduit efférent vient s'unir à ce canal issu de la poche copulatrice, et continue son trajet en restant accolé à celle-ci, tout contre la cavité palléale. *Ainsi il existe bien un diverticule du canal déférent aboutissant* à la poche copulatrice. C'est la communication que M. GARNAULT a marquée en *m* sur sa figure (*K*, fig. 2, p. 324). Ce n'est pas en réalité une simple ouverture mais un petit canal très distinct, dirigé constamment d'arrière en avant, en partant de la poche copulatrice. A cette hauteur, une autre particularité est à noter. La glande accessoire était simple jusqu'ici ; on voit bientôt apparaître un second lobe situé au-dessus du premier et tout à fait distinct de lui pendant quelque temps : les sections transversales donnent donc deux cavités aplaties juxtaposées. Mais plus haut encore, on voit les deux cavités communiquer par une large ouverture latérale (*G l B*, fig. 11), et dès lors la glande paraît toujours divisée en deux parties adjacentes, absolument comme la glande de l'albumine. Celle-ci (*G l A*) continue à avoir le même aspect, mais les parois cessent d'être glandulaires : nous sommes ici en présence du *canal excréteur de la glande à albumine*. Bientôt l'on voit s'ouvrir dans la poche copulatrice un nouveau canal, le *canal de la poche copulatrice* de M. GARNAULT (*Q*, fig. 11). Il n'est pas terminal, pas plus que celui qui s'ouvre à la portion inférieure; il continue, en effet, son trajet pendant assez longtemps en restant creusé dans la paroi de la poche. Celle-ci se rétrécit et se termine en avant en cul-de-sac : son canal augmente de diamètre : *le canal excréteur de la prostate débouche dans le canal efférent* avec lequel il forme une vaste cavité plissée. L'examen des coupes suivantes montre que le canal fait d'abord un léger coude en avant, ce qui fait qu'il se voit encore dans les coupes antérieures à son point de jonction avec le canal efférent. La glande accessoire des organes femelles, qui par un étroit canal latéral déverse son contenu dans le canal de la poche copulatrice, continue encore son trajet en avant. Presque au même point, débouche aussi le conduit de la glande à albumine (fig. 12). On ne trouve plus dès lors sur les coupes que trois cavités : l'oviducte, le canal déférent et la glande accessoire. Mais déjà la section du canal déférent a apparu dans la paroi du corps; le canal, en effet, décrit des sinuosités en quittant le manteau : rien n'est plus facile que de le suivre sur les coupes et de le voir rejoindre le pénis après un trajet assez long dans le sens transversal. L'ouverture génitale femelle est difficilement visible, car elle est toujours fort resserrée ; on la voit mieux à la loupe que sur les coupes. Elle se trouve au sommet d'une courte cheminée, sur la gauche de la masse génitale, et n'est pas tout à fait terminale, car la glande accessoire se prolonge encore un peu en avant. Quant au canal déférent il ne présente plus de particularité notable ; il se continue à l'intérieur du pénis.

Le *pénis* (fig. 6, pl. xviii) ne présente rien de bien intéressant. Il est recouvert extérieurement d'un épithélium cubique cilié. Puis vient une épaisse couche de fibres longitudinales. En dedans, une masse conjonctive à cellules étoilées et à fibres musculaires creusées de lacunes. Dans cette couche se trouve le nerf, qui est très volumineux et envoie à la couche musculaire interne des fibres grêles mais très visibles. Cette couche musculaire interne est composée de fibres circulaires. Enfin l'on arrive au canal, tapissé de cellules ciliées, disposées de manière à former des mamelons. Ce n'est pas là un simple effet de la contraction, les cellules sont en réalité de diverses hauteurs et forment des bourrelets longitudinaux. Inutile d'ajouter qu'elles sont sur un seul rang.

Description histologique des Glandes annexes.

(Pl. XVIII).

1° *La Prostate*. Je ne reviens pas sur la forme de la glande que j'ai déjà décrite. J'attire seulement l'attention sur les collines qui se voient à l'intérieur sur la paroi et qui se réunissent en formant des arborescences. Chez l'animal jeune, ces collines se voient déjà, mais l'épithélium, quoique bien moins nombreux, présente un aspect bien différent : il est formé de petites cellules régulières presque cubiques. Je ne puis dire si elles sont ciliées.

Chez l'adulte les cellules s'allongent et grossissent démesurément : mais elles restent constamment disposées sur un seul rang : le fait est aisé à vérifier à cause de la grande épaisseur des cellules. S'il paraît y en avoir plusieurs, comme c'est le cas dans la partie supérieure de la fig. 8, c'est que la coupe est oblique. On arrive presque partout à distinguer des cellules ciliées alternant avec des cellules sécrétrices ; elles sont très grêles, très aplaties, et ne peuvent se reconnaître qu'à leur plateau élargi, tout près duquel se trouve le noyau, bien plus petit que celui des cellules sécrétrices.

Ces dernières sont de deux sortes et caractérisent des régions tout à fait distinctes. La portion de la glande qui avoisine la glande de l'albumine, et par suite la plus rapprochée du canal efférent, est constituée par des éléments tels que celui que j'ai représenté fig. 9,*1*. Le noyau est allongé, volumineux et basilaire ; le protoplasma est dense, granuleux, abondant ; il se colore fortement par les réactifs, et forme un réticulum serré. Un tampon de substance hyaline, réfractaire aux couleurs carminées, mais avide des couleurs d'aniline, bouche l'extrémité distale de la cellule : sa ligne de

démarcation avec le protoplasma est aussi nette que je l'ai figurée.
Enfin les vacuoles sont rares et petites. Toutes les cellules de la
région indiquée sont semblables à celles que je viens de décrire.

Dans tout le reste de la glande on rencontre des éléments plus
larges (2, fig. 9), à noyau souvent sphérique, caractérisés par d'énormes vacuoles, tantôt vides, tantôt pourvues d'un globule hyalin, sphérique, bien plus fortement coloré que les tampons de tout à l'heure.
Ces vacuoles et ces globules se trouvent à tous les niveaux dans la
cellule ; une même cellule peut en contenir un grand nombre, elle
peut par suite prendre une forme irrégulière. La transition entre les
deux régions est brusque ; cependant, le long de la ligne de démarcation, apparaissent des éléments intermédiaires, pourvus de
vacuoles et à globules plus petits, et d'un tampon de mucus. Je
pense donc qu'il n'y a pas une différence profonde dans la nature
histologique de ces deux espèces de cellules ; néanmoins les cellules
à vacuoles et les cellules à tampons ne sont jamais mêlées.

Avons-nous affaire à deux stades de l'acte sécrétoire ? le fait n'aurait rien d'impossible, cependant je ne le crois pas probable. Si je
puis émettre à cet égard une hypothèse, je dirais volontiers que
dans les cellules à tampon (1), une partie du protoplasme se transforme
en mucus ; ceci me paraît résulter du fait que, lorsqu'il existe une
petite vacuole, elle est bientôt entourée de protoplasma granuleux,
coloré en rose, tantôt de la substance hyaline colorée en bleu, qui
fait suite au réseau protoplasmique. Dans l'autre cas, au contraire,
le protoplasma paraît persister, et ce serait au sein du paraplasma
que se formeraient les globules, peut-être par condensation de la
substance sécrétée. Mais je ne puis être trop affirmatif sur ces sujets
délicats, malgré l'excellente fixation des organes étudiés : je n'ai pas
réussi, en effet, à étudier convenablement la glande en question par
la dissociation, et je ne décris en ce moment que des coupes.

Dans tous les cas, deux faits me paraissent établis : 1° la persis-
tance du noyau et d'une partie tout au moins du protoplasma pendant l'acte sécrétoire ; 2° l'existence de cellules ciliées tout à fait
distinctes des cellules sécrétrices.

2° *Glande de l'albumine.* — Je rappelle qu'on peut décrire cette
glande comme formée de deux gouttières accolées, s'ouvrant dans
une cavité commune (fig. 7): c'est le fond de ces deux gouttières qui est

glandulaire : le plafond de la cavité est tapissé de cellules cubiques ciliées. En arrière les deux gouttières se ferment et se terminent par des culs-de-sac clos entièrement glandulaires. Chez le jeune individu, la glande est tapissée comme la prostate de cellules basses, qui paraissent toutes semblables et où je n'ai pas observé de cils.

Rien n'est plus simple que la structure de cet épithélium glandulaire. Les cellules ciliées et sécrétrices alternent avec une régularité parfaite ; les dernières sont droites, prismatiques, à noyau rond et basilaire ; les autres sont grêles, parfois un peu chargées sur leur trajet ; elles ont un plateau conique, et c'est là généralement que se trouve le noyau. On voit sans difficulté l'ouverture des cellules sécrétrices entre les plateaux ciliés. Le réseau protoplasmique est grêle, mais toujours distinct ; le contenu est tantôt granuleux, tantôt invisible : ce sont là des phases de l'acte sécrétoire.

3° La *glande accessoire* de l'appareil femelle (*Gl B*, fig. 2) qui est visible près du pore génital quand on a enlevé la poche copulatrice, est un organe volumineux, surtout à l'époque de la maturité sexuelle. Elle peut arriver à s'étendre presque jusqu'au fond de la cavité palléale. Elle est, comme la glande de l'albumine, composée de deux lobes, distincts à la portion postérieure de la glande (fig. 12) et communiquant largement par une gouttière longitudinale un peu plus haut. Des enfoncements irréguliers se voient vers la partie postérieure (*Gl B*, fig. 10, 11 et 12, pl. xix).

L'épithélium de cette glande mériterait d'être étudié de très près ; malheureusement il s'altère facilement à l'eau. Si l'animal est bien fixé, on peut cependant constater quelques faits intéressants. Tout d'abord les diverses régions de la glande ne présentent pas du tout le même aspect, même en examinant à la loupe l'intérieur de la glande, on voit des bandes jaunes, blanches ou transparentes dans chacune des deux poches. En coupe, on reconnaît que le fond des deux poches est occupé par un tissu formé d'éléments extrêmement serrés, pleins de vésicules qui absorbent fortement les matières colorantes. Les noyaux sont à tous les niveaux, et, comme les cellules sont mal délimitées, il est parfois difficile de montrer qu'il n'y a qu'un rang de cellules. Dans bien des cas cependant j'ai vu des éléments extrêmement allongés, occupant toute l'épaisseur de la couche épithéliale (fig.10, *1* et *2*). Quand celle-ci s'amincit, la présence d'une seule rangée ne fait plus de doute.

Par une exception remarquable dont nous n'avons trouvé jusqu'ici d'exemple chez la Valvée que dans le foie, il ne semble y avoir *qu'une espèce* de cellules : les cellules ciliées font défaut, ou du moins je n'en ai pas trouvé trace dans cette région. Sur des animaux fixés à l'acide picrosulfurique, on peut suivre le processus de la sécrétion dans ces cellules.

Toute espèce de membrane fait défaut. La base est occupée par un protoplasma très dense, très granuleux, laissant parfois dans son intérieur des vésicules d'une substance hyaline. Le noyau est situé n'importe à quel niveau, et même quelquefois très près de l'extrémité distale. Dans toute la partie terminale de la cellule, le protoplasma n'est plus visible et la cellulé se termine par une traînée de substance hyaline qui s'est coagulée irrégulièrement en laissant des vésicules : des amas de cette substance abondent dans la partie moyenne de la cellule. La coloration naturelle est jaune brun, le bleu de méthylène la colore fortement quand il est absorbé, mais paraît pénétrer difficilement ; la substance en question se comporte donc à cet égard comme de la chitine.

Tout le protoplasma finit-il par être transformé en produit de sécrétion ? Je ne saurais le dire, mais il est curieux de voir des noyaux encore distincts entraînés dans la masse de substance sécrétée. Un fait fréquent et hors de doute, c'est la présence de *deux noyaux* dans une même cellule, à des hauteurs très différentes. (*Q*, fig. 10). J'irai même plus loin. Les noyaux ont très souvent deux nucléoles égaux, parfois plusieurs petits, et ressemblent absolument aux noyaux en voie de division que nous trouverons tout à l'heure dans les follicules mâles. J'ai été amené naturellement à rechercher les phases de la karyokinèse ; je n'ai pas vu se former de bâtonnets ; mais j'ai vu plusieurs fois des noyaux présentant un étranglement prononcé dans leur milieu. Il me semble donc probable que la sécrétion se fait ici par une sorte de prolifération active des cellules : le noyau se diviserait une ou plusieurs fois (les noyaux qui semblent se diviser ne sont pas toujours basilaires) sans que la cellule arrive à se diviser aussi ; une partie du protoplasma se transformerait en mucus, le reste serait régénéré.

Est-ce la coque des œufs ou l'enveloppe générale de la ponte qui est sécrétée par ces cellules ? Je ne saurais le dire ; mais il me paraît évident qu'il n'y a pas là place pour une troisième hypothèse.

La portion moyenne de la glande est occupée par des cellules tout à fait analogues à celles que nous avons déjà vues dans la glande de l'albumine. Elles sont allongées, régulières, à noyaux ronds et basilaires, et entremêlées de cellules ciliées. Un peu plus haut elles deviennent presque cubiques. Le réticulum protoplasmique et l'ouverture se voient aussi nettement que je les ai représentés fig. 11.

Enfin, plus haut encore, le milieu de la glande est occupé par des cellules cubiques ciliées qui ne semblent pas glandulaires : les angles restent fortement sécréteurs.

Résumé.

Les organes génitaux de la Valvée se composent des parties suivantes :

1° Une glande hermaphrodite, occupant toute la fin du tortillon, close en haut ;

2° Un canal efférent qui côtoie quelque temps la glande, puis le foie et l'estomac, puis les glandes annexes que nous allons signaler. Il existe à droite de l'animal, au côté interne de la spire. Il se dédouble en canal déférent et oviducte ;

3° Au canal déférent est accolé le conduit excréteur de la *Prostate*, glande volumineuse qu'on trouve sur la face dorsale ; ce conduit débouche très en avant dans le canal déférent ;

4° Ce dernier côtoie la portion terminale des organes femelles, contourne l'orifice femelle, passe dans le manteau, puis dans le corps, arrive près de l'œil droit au pénis et passe à l'intérieur de celui-ci ;

5° L'oviducte est d'abord un canal court, étroit ; il se renfle en une vaste poche copulatrice, d'où part en avant un nouveau canal qui arrive à un court atrium ;

6° Dans cet atrium débouche le conduit de la glande à albumine ; celle-ci est enveloppée en partie par la prostate ; son canal côtoie quelque temps le canal efférent : M. GARNAULT avait crû voir une communication entre ces deux canaux et appelait le premier oviducte. Je crois que cette communication n'existe pas ;

7° Au même point débouche le contenu de la grosse glande accessoire (glande de la coque) sous-jacente à la poche copulatrice ;

8° Le pore génital ♀ est presque à l'extrémité de cette masse génitale du manteau ; il est un peu à droite au sommet d'un court mamelon souvent peu distinct.

Je m'abstiendrai de toute hypothèse sur la manière dont se fait la fécondation, n'ayant aucune donnée précise relativement à ce phénomène. Suivant M. GARNAULT (1) l'autofécondation est probable ; mais les raisons qu'il donne à l'appui de sa manière de voir sont peu convaincantes. On lit entre autres cette phrase : « le sperme, en raison de particularités anatomiques faciles à concevoir, mais difficiles à démontrer, ne pouvait s'écouler par la gouttière *l*, mais par la gouttière *m* (2). Ainsi lorsque l'accouplement ne se produit pas, une partie du sperme sort du canal déférent, arrive dans la poche copulatrice, y acquiert la mobilité et remonte dans l'oviducte pour y opérer la fécondation. » Je ne conçois pas, pour mon compte, ce qui pourrait empêcher les spermatozoïdes de passer par la gouttière *l* (J), si elle existait ; mais je suis convaincu qu'elle n'existe pas. Si l'autofécondation se produit, les spermatozoïdes peuvent très bien séjourner dans un des replis profonds que présente le canal déférent vers sa jonction avec la prostate et remonter ensuite jusqu'à l'oviducte ; mais rien ne prouve que ce fait, facile à concevoir, mais difficile à démontrer, se produise en réalité.

L'autofécondation n'a jamais été observée chez les mollusques, à ma connaissance. Elle est donc bien peu probable chez la Valvée.

La comparaison des organes génitaux de la Valvée avec ceux des Pulmonés à orifices séparés est facile. Elle nous montre des analogies et des différences importantes. D'une part, on trouve chez les Pulmonés et chez la Valvée une glande hermaphrodite, un canal qui se divise assez tard en oviducte et spermiducte, des glandes accessoires et une poche copulatrice. Mais dans la Valvée la glande n'est pas incluse dans le foie. Des glandes annexes, deux ont des canaux excréteurs

(1) *Zool. Anz.* T. XII, N° 307.
(2) *K* et *J*, fig. 2, p. 524.

assez longs au lieu de s'ouvrir directement. Enfin la poche copulatrice est située sur le trajet de l'oviducte ; elle correspond donc plutôt à ce que BAUDELOT a appelé *utérus* chez la Limnée, qu'à la poche copulatrice séparée qu'on voit à côté. Mais ce fait ne doit pas nous surprendre : chez le Cyclostome, en effet, M. GARNAULT décrit la poche copulatrice « comme une simple dilatation de l'oviducte. » — Une comparaison plus approfondie sera faite d'ailleurs plus utilement dans un travail d'ensemble en préparation sur les organes génitaux des Prosobranches.

CHAPITRE XIV.

Ovogenèse et Spermatogenèse.

(Pl. xx).

Pour étudier la formation des éléments reproducteurs dans la glande hermaphrodite, je me suis surtout servi de coupes. Les dissociations dans l'alcool au tiers ne m'ont rien appris de plus : elles m'ont montré seulement que les formes d'éléments que j'avais observées après fixation, étaient bien des formes normales et ne provenaient pas d'accidents de préparation : ceci s'applique en particulier aux figures singulières qu'affectent parfois les spermatogonies. La glande est subdivisée en follicules par des travées conjonctives qui circonscrivent des espaces irréguliers. Les follicules de la périphérie sont clos ; quelques-uns, vers le centre, sont ouverts même avant la maturité sexuelle (fig. 1). D'une manière générale, les œufs se forment à la périphérie, et les spermatozoïdes vers le centre. Rarement il arrive qu'un follicule mâle soit à la périphérie.

Je n'ai pas eu l'occasion d'observer la glande à l'état où l'épithélium germinatif est indifférencié : toutes les fois que j'ai examiné une Valvée, j'y ai trouvé des œufs distincts. Mais l'état d'avancement en est très variable, et, dans des animaux très jeunes, j'ai pu étudier le développement des éléments sexuels.

Une différence profonde se manifeste entre la Valvée et le Cyclostome dès qu'on examine la formation des œufs : dans le second animal, d'après M. GARNAULT, les œufs se développent au milieu d'un amas important de cellules embryonnaires qui se mettent à proliférer activement au point où l'œuf se développe, de manière à lui former une enveloppe. Chez la Valvée, au contraire, les œufs sont, dans une glande jeune, répartis dans des follicules très petits, et séparés par des cloisons conjonctives plus ou moins complètes. Quand l'œuf grandit, les cloisons deviennent plus lâches par endroits, et les œufs peuvent devenir contigus. Les œufs jeunes sont déjà assez volumineux, leur forme est très irrégulière, et le noyau occupe une portion importante du volume total (fig. 5, 6). Le protoplasma est finement granuleux. La vésicule germinatrice est sphérique, pourvue d'une tache germinative hyaline et d'un réseau de nucléine très granuleux.

Le développement de l'œuf ne présente rien de bien remarquable ; à mesure qu'il grandit, la vésicule germinative grossit aussi et devient périphérique. Elle est pourvue d'une membrane nucléaire très distincte, visible surtout sur une coupe qui passe près de la périphérie de la vésicule : on aperçoit alors nettement la zone sphérique, un peu irrégulière, formée par cette membrane. La tache germinative est tout à fait hyaline, mais contient parfois plusieurs vésicules claires, j'en ai compté jusqu'à six. Le réticulum de nucléine prend les aspects les plus variés : les fig. 8, 9, 10 montrent qu'il est à mailles peu serrées et qu'il est parfois presque indépendant du nucléole. J'ai même observé parfois des aspects rappelant un peu ceux d'un aster : les filaments rayonnent autour d'un centre (parfois de deux) et la tache germinative est plus loin. Je n'ai pas pu rencontrer de stade se rattachant au phénomène de formation des globules polaires.

A mesure que l'œuf se développe, il se constitue une enveloppe folliculaire par un procédé très curieux que j'ai réussi à étudier avec détail. Il faut pour cela s'adresser à une glande à l'état de maturité sexuelle : dans les glandes jeunes, les œufs n'ont pas de follicules. Quand les œufs ont atteint une certaine grosseur, les lames conjonctives qui les séparent et qui étaient auparavant assez épaisses et faciles à apercevoir, sont tout à fait réduites pour la plupart : on n'en voit plus qu'un petit nombre. Mais alors, aux points où les œufs ne sont pas immédiatement contigus à la membrane d'enveloppe de la glande, on voit un réseau de fines trabécules, reliant cette membrane aux cloisons sur lesquelles s'appuient les œufs. J'ai figuré une de ces régions avec un fort grossissement, en relevant tous les détails à la chambre claire (fig. 4). On trouve de distance en distance des éléments multipolaires, à un seul noyau, avec des prolongements protoplasmiques très clairs anastomosés de manière à former le réseau dont nous avons parlé. Mais de plus on est frappé de la présence d'un grand nombre d'éléments plurinucléés (*y*), irréguliers et réunis par leurs prolongements au réseau en question d'une part, et de l'autre à la membrane conjonctive qui supporte l'œuf. C'est surtout au voisinage de ce dernier que ces amas sont abondants : en certains points il sont presque contigus et se pressent de manière à former une masse assez épaisse, où l'on peut cependant distinguer toujours des groupes indépendants contenant de quatre à douze noyaux environ (*f*) : quelquefois ils remplissent tout l'intervalle entre l'œuf et la membrane de la glande. En les examinant avec attention, on voit que chaque noyau est entouré d'une masse protoplasmique distincte, quoique fort peu abondante : la membrane est unique pour tout le groupe d'éléments. Nous avons manifestement affaire ici à des cellules en voie de bipartition ; j'ai d'ailleurs trouvé quelques cas où deux noyaux voisins faisaient partie d'une même masse protoplasmique.

Les cellules ainsi formées vont constituer le follicule de l'œuf. Pour le prouver il suffit d'examiner un point où elles sont particulièrement abondantes. On en trouve alors des amas appliqués intimement sur les œufs et séparant deux œufs voisins, de manière qu'il n'y ait jamais continuité entre ces derniers. Les capsules qui les contiennent s'aplatissent et finissent par disparaître. Dès ce moment tout se passe comme dans la formation ordinaire des follicules : les cellules se pressent, s'aplatissent fortement, deviennent polygonales et l'ensemble, vu de face ou en coupe tangentielle, présente exactement l'aspect d'un épithélium. Quand l'œuf grossit en se chargeant de vésicules vitellines, les cellules des follicules s'étalent encore et deviennent renflées autour du noyau (fig. 9). Je crois cependant que le processus continue longtemps et que de nouvelles cellules viennent s'interposer entre les premières ; ce fait que je ne puis affirmer, me semble indiqué par la présence de capsules plurinucléées tout auprès d'œufs énormes et complètement entourés de leur germe folliculaire.

Quelle est la signification morphologique de ces cellules des follicules ? Pour le savoir, il faut connaître leurs cellules mères, ce qui n'est pas facile, car lorsque dans une glande on trouve de ces amas en voie de division, on ne trouve en même temps que fort peu d'éléments non divisés. On est évidemment tout d'abord porté à attribuer ce rôle aux cellules multipolaires à un seul noyau dont je viens de parler : mais la présence d'éléments semblables dans l'épaisseur des membranes d'une glande jeune, autorise une autre hypothèse. On ne peut manquer d'être frappé de l'analogie qui existe entre le reticulum en question et un réseau conjonctif; de plus la dimension de ces éléments multipolaires est à peine aussi grande que celle des cellules des follicules. Mais de distance en distance, nous trouvons d'autres gros éléments multipolaires isolés, à gros noyau pourvu d'un réticulum nucléaire très net (fig. 6) : ces éléments sont, d'ailleurs, en relation par leur prolongement avec le réticulum conjonctif. Ces éléments sont identiques aux œufs d'une glande jeune. Ce sont ou de jeunes œufs, ou les cellules mères des follicules : j'ai réussi à en voir un qui se divisait manifestement. Mais il est impossible de dire de l'un de ces éléments s'il se développera simplement comme œuf, ou s'il se divisera pour contribuer à la formation du follicule.

Dès lors, deux interprétations sont possibles : ou bien les cellules multipolaires grandes ou petites, sont les cellules mères des cellules du follicule; ou bien la capsule qui enveloppe ces éléments en voie de division est une capsule conjonctive et non une membrane : il n'est pas étonnant par suite qu'elle soit en relation avec la paroi, et les petites cellules multipolaires sont les cellules ordinaires du tissu conjonctif.

En admettant cette dernière hypothèse, qui me paraît la plus probable, ce qui s'est passé pendant la maturation de la glande dans la portion périphérique nous apparaît maintenant comme très simple : quelques-unes des parois conjonctives des capsules sont devenues discontinues, si bien que les capsules ne sont plus contiguës, mais elles restent réunies par des tractus. Les capsules les plus externes donnent par divisions successives les cellules des follicules, qui pénètrent entre les œufs formés dans une seconde rangée de capsules. Enfin les capsules internes donnent des spermatozoïdes. Telle est l'explication à laquelle j'ai été conduit pour expliquer cet aspect singulier que présente la glande de la Valvée.

J'ajouterai encore un mot à cet égard. On pourrait se demander comment j'ai pu établir que les cellules en voie de division de la périphérie ne donnaient pas des spermatozoïdes. Les spermatogonies que nous allons étudier tout à l'heure et qui donnent manifestement naissance aux spermatozoïdes, sont assez semblables à chacune des cellules d'une capsule plurinucléée, quoique le mode de formation en soit différent. La question me paraît tranchée par le fait de la continuité entre les éléments et leurs produits dans l'un et l'autre cas. On assiste, pour ainsi dire, à la multiplication des cellules du follicule, comme à la division répétée des spermatogonies ; on voit dans le premier cas, le processus s'arrêter quand les cellules ont atteint le pourtour de l'œuf, et jamais, dans ces régions périphériques, on ne trouve de spermatozoïdes en formation. Quand, par exception, un follicule mâle est périphérique, ce qui est représenté à droite de la fig. 3, la membrane propre du follicule est toujours très distincte, et l'on ne trouve pas de cellules en voie de division entre cette paroi et l'enveloppe générale de la glande.

J'ai poussé, aussi loin que possible, l'étude de la *spermatogenèse*. Les lacunes qui subsistent dans mes résultats sont faciles à expliquer par la difficulté bien connue du sujet. Les idées des zoologistes, sur la formation des spermatozoïdes dans les divers groupes, ne sont pas encore très concordantes et il est difficile de décider si les divergences dans les descriptions ont leur source dans des variations du processus lui-même ou dans la manière d'interpréter des divers savants. On pourra s'en convaincre en consultant l'historique de la question que M. GARNAULT a exposé, au moins pour ce qui concerne les Mollusques ; cet exposé me dispense de revenir sur la question, j'adopterai, comme M. GARNAULT, la terminologie de LA VALETTE St-GEORGES, qui a le double mérite d'être claire et de rendre plus facile la comparaison de mes résultats avec ceux obtenus sur le Cyclostome, l'animal le plus voisin de la Valvée qui ait été étudié à ce point de vue. Cette comparaison, je me hâte de le dire, confirme dans ses grandes lignes les observations de M. GARNAULT, une seule question d'interprétation restant réservée. Étant donné que les procédés de fixation et de coloration employés par cet auteur sont très différents des miens, cette concordance paraîtra remarquable, elle donnera plus de poids à une manière de voir qui est absolument différente de celle de savants tels que MATHIAS DUVAL.

1° Dans une glande jeune, les capsules internes sont ouvertes et tapissées de cellules germinatives disposées irrégulièrement sur plusieurs courbes ; au fond des culs-de-sacs folliculaires, ces cellules sont nombreuses mais ne prennent pas pour cela une forme régulièrement polyédrique. Elles sont petites, granuleuses, à noyau granuleux. Ce sont les ovules mâles primitifs flottant dans la cavité de la glande de très nombreux éléments de même taille, mais souvent irréguliers ; ils ont souvent de courts prolongements par lesquels ils se rattachent aux parois de la capsule. A cet état, tous les éléments de la glande semblent du même âge ; rien n'indique que les cellules libres proviennent de la division des autres, il est bien évident qu'il doit exister un stade où elles sont toutes accolées aux parois : le fait est d'ailleurs constant.

2° Dans une glande plus âgée, nous pouvons trouver, dans un même tube folliculaire, tous les états produits par les modifications de ces glandes.

En certains points se voient les ovules primitifs, non plus en couche épaisse, mais juxtaposés les uns aux autres ; souvent ils sont fixés par un fin pédoncule ; d'autres fois ils sont comme aplatis.

De distance en distance on en trouve de beaucoup plus gros qui atteignent presque la taille d'un très jeune ovule femelle $o \, \text{♀}$, fig. 13; en suivant le contour de la paroi du follicule on peut établir qu'ils font bien partie de la glande mâle. Ils sont entourés de cellules dont la plupart sont pluri-nucléées et les autres ont simplement un protoplasma granuleux : celles-ci sont presque aussi grosses que les ovules mâles, ce sont les *spermatogonies*. L'ensemble s'appelle *spermatogemme*.

Ici se présente la première difficulté d'interprétation. Quelle filiation y a-t-il entre ces divers éléments ? La grosse cellule correspond manifestement à ce qu'on a appelé le *cytophore*. Elle est pourvue d'un gros noyau, fait qui n'est pas constant, d'après KÖLLIKER, et qui est réalisé dans la Paludine, (d'après MATHIAS DUVAL). Pour MECKEL (1844), SEMPER, KEFERSTEIN, BALBIANI et MATHIAS DUVAL, le cytophore est une cellule mère sur laquelle ont bourgeonné les spermatocytes. Pour KÖLLIKER, BLOOMFIELD, JENSEN, SWAEN et MASQUELIN, c'est une masse sans noyau, résidu de la division des cellules mères.

M. GARNAULT adopte cette opinion pour le cas où le cytophore est dépourvu de noyau. Revenant sur son opinion primitive, M. DUVAL pense que le cytophore, pourvu de noyau, est un nouvel ovule en train de se développer. C'est aussi, si je ne me trompe, l'opinion de M. Sabatier; pour M. Garnault « il provient des cellules centrales du spermatogemme qui, à cause de leur situation, ne peuvent se développer, subissent la dégénérescence granulo-graisseuse et servent à nourrir les spermatocytes ». Je ne sais si les éléments décrits par les divers auteurs sous le même nom de cytophore sont comparables. Dans le cas présent, la signification des gros éléments en question me semble claire. Comme MM. Duval et Sabatier, je pense qu'il s'agit simplement d'un ovule mâle qui grossit et acquiert une zone plus épaisse de protoplasma. Cette première différenciation constitue la cellule reproductrice primitive. Cette opinion s'appuie sur les faits suivants : 1° j'ai trouvé, parmi les cellules fixées, toutes les transitions, comme dimensions, entre l'ovule mâle primitif et le cytophore, j'en figure un exemple (ω, β fig. 16 et $o_{\delta}^{\uparrow}$, fig. 13); 2° jamais je n'ai pu trouver un seul cas me permettant de penser qu'il y ait véritable bourgeonnement. J'ai reproduit un point de mes préparations qui pourrait, à la rigueur, sembler autoriser cette interprétation (fig. 13); on voit que les spermatogonies sont disposées à la file comme les conidies d'un champignon; mais cet aspect peut tout aussi bien provenir de bipartitions successives; 3° j'ai vu quelques cas où deux noyaux à plusieurs nucléoles de spermatogonies sont accolés dans une même masse protoplasmique. Ce fait me paraît décisif; il prouve que les spermatogonies proviennent de la bipartition d'une grosse cellule et par suite du cytophore.

Les spermatogonies sont des cellules de dimensions à peu près égales à celles des ovules primitifs; comme ceux-ci, elles peuvent s'étirer et rester fixées par un fin pédoncule, ou bien être sphériques, ovales, ou pourvues de prolongement. Elles sont dépourvues d'enveloppe. Leur noyau, très volumineux, renferme parfois un très grand nombre de fines granulations ou plus fréquemment plusieurs gros amas de nucléine, reliés par de fins trabécules, ce qui indique que la cellule est en voie de division. Les spermatogonies sont, ou bien isolées, ou bien associées de manière à former des groupements très variés. Tous ces faits sont absolument conformes à ceux qu'a décrits M. Garnault; aussi, je crois pouvoir établir avec certitude l'homologie des éléments qu'il a vus chez le Cyclostome et ceux que je viens de signaler. C'est pourquoi je leur conserve le nom qu'il leur a donné.

Mais je ne suis plus d'accord avec lui sur leur interprétation. M. Garnault dit nettement que les spermatogonies ne sont autre chose que des ovules mâles en voie de division ; ils ne seraient donc pas nés de la grosse cellule que j'ai appelée cytophore ? Je pense, au contraire, avec MM. Duval et Sabatier, que les spermatogonies viennent de la division d'une de ces cellules. Le doute est permis, car les spermatogonies et les ovules primitifs sont de même taille , et il est même parfois impossible de distinguer les groupes d'ovules mâles et les groupes de spermatogonies (1).

Les spermatogonies ou (protospermoblastes) se transforment par bipartition en éléments beaucoup plus petits, presque toujours associées en figurant une morula. Les unes ont un gros nucléole , les autres plusieurs petits nucléoles et sont encore en voie de division. Ce sont les spermatogonies ou protospermoblastes de second ordre. Il est probable qu'ils continuent toujours à se diviser au moins une fois. Le dernier terme de la division donne les *Spermatocytes*.

J'ai figuré un spermatogemme intéressant parce qu'il nous montre simultanément toutes les phases de la transformation (fig. 16). On y voit, en effet, l'ovule mâle développé (ω), les spermatogonies de premier ordre (α) et de second ordre ; celles-ci en se divisant (δ) donnent les spermatocytes (ε). La figure, dessinée à la chambre claire, nous montre clairement que dans un nid d'ovules primitifs, ceux qui sont près de la cavité de la glande se développent les premiers ; et les suivants nous montrent les états successifs par lesquels ont passé ceux qui ont terminé leur évolution.

Les Spermatocytes s'allongent peu à peu et acquièrent une queue d'abord assez épaisse ; la tête est formée par le noyau, qui s'allonge et conserve longtemps un ou plusieurs nucléoles distincts. A un stade plus avancé , il est impossible de saisir la délimitation du noyau et du protoplasma ; le spermatocyte a la forme d'un fuseau, tronqué en avant, vivement coloré, et possédant à sa partie renflée un corps hyalin, qui absorbe fortement le carmin. Est-ce le noyau ou le nucléole ? La distinction est difficile à établir : la comparaison avec les spermato-

(1) Il aurait peut-être été préférable d'employer pour ces dernières, le nom de protospermoblastes, proposé par M. Sabatier pour les éléments issus de la première division des ovules, mais je tenais à conserver la terminologie de M. Garnault, puisque je puis établir avec certitude la concordance de ses résultats avec les miens , en dehors de toute interprétation.

cytes moins avancés semble indiquer qu'il s'agit du nucléole (fig. 17 β, 8). Un peu après, le spermatocyte continue à s'allonger, et le corps nucléaire s'allonge également à ce stade, les spermatocytes sont encore groupés en faisceaux et les queues s'allongent et se contournent ensemble (fig. 18). Un peu plus tard, le corps nucléaire se fond dans la masse et le spermatocyte continue à s'allonger.

Le spermatozoïde adulte, qu'on rencontre dans la poche copulatrice, a une tête ovale, un corps extrêmement allongé, et une queue pourvue d'une fine membrane en fer de lance (fig. 19). Je n'ai pas trouvé les spermatozoïdes filiformes comme M. GARNAULT en a vu dans le Cyclostome.

CHAPITRE XV.

Affinités zoologiques.

Résumons, en quelques mots, les données *anatomiques* acquises dans ce travail, de manière à pouvoir préciser la place de la Valvée dans la série des Gastéropodes.

L'un des traits les plus remarquables de la Valvée, c'est la grande profondeur de la cavité générale et par suite la grande importance du manteau : le cœur, la plus grande partie du rein, une portion importante des organes génitaux ont passé dans le manteau, et la branchie est reportée tout à fait en avant.

L'appareil digestif ne présente rien de bien saillant : le bulbe est peu compliqué : la *radula est Tenioglosse*, il y a deux glandes salivaires, pas de glandes accessoires ; un estomac assez simple, avec un cœcum, un foie en deux lobes, à deux ouvertures.

L'appareil circulatoire est celui d'un *Monotocarde* : le cœur n'a qu'une oreillette, qui est glandulaire. L'anatomie du système veineux résulte directement de la position des organes.

La *branchie* est bipectinée, libre dans toute son étendue : ses feuillets sont creusés de grandes lacunes et son sinus afférent est très développé. Elle n'a pas de support rigide : par suite, elle est très extensible.

Le *système nerveux* est chiastoneure et dialyneure, mais très concentré : les ganglions commissuraux sont soudés aux cérébroïdes.

L'*organe de* Spengel est rudimentaire et double : il est représenté par un petit ganglion distinct du nerf branchial, et par le nerf branchial lui-même, avec des cellules neuro-épithéliales peu abondantes sur chacun de ces deux organes.

Le *Rein*, par une exception unique chez les Prosobranches, est composé d'une poche au fond de la cavité palléale, d'un diverticule clos où aboutit le canal réno-péricardique et d'un large canal excréteur situé à gauche du rectum et s'ouvrant derrière la branchie. Il est tapissé d'une seule sorte de cellules en une seule couche.

L'*œil* est clos ; il contient des cellules ganglionnaires, des cellules pigmentées et des cellules incolores.

L'*otocyste* est pourvu de nombreuses otolithes. Les cellules qui le tapissent sont très inégales ; plusieurs sont volumineuses, irrégulières et largement unies ; des tractus semblent les unir dans l'épaisseur de l'otocyste.

Le *Tentacule* comporte deux nerfs volumineux et distincts et pas de ganglion.

Le *filet tentaculiforme* est, morphologiquement et histologiquement, un tentacule palléal dont le nerf est peu développé.

Les *organes génitaux* comprennent une glande hermaphrodite, donnant au centre des spermatozoïdes et à la périphérie des ovules, dans des follicules séparés. Un canal unique se divise bientôt en un canal déférent qui va au pénis après avoir reçu la sécrétion d'une glande (prostate) et en un oviducte qui aboutit aussitôt à une poche copulatrice : cette poche , par un court canal , donne accès dans un atrium où se déversent le contenu d'une glande de l'albumine et d'une grosse glande accessoire sous-jacente à la poche copulatrice.

———

Que devons-nous conclure de cette description morphologique pour la détermination des affinités zoologiques de la Valvée ? Un point important est établi avec certitude : la Valvée est un *Prosobranche*, *Monotocarde*, *Ténioglosse*, *Rostrifère*. L'hermaphroditisme est un fait tout à fait exceptionnel chez les Prosobranches ; mais, si loin qu'on puisse pousser la comparaison entre l'organe génital de la Valvée et celui des Pulmonés , le caractère tiré de la reproduction ne peut pas suffire à éloigner la Valvée des Prosobranches : la chiastoneurie du système nerveux , la présence de la branchie en avant du cœur, etc., ne permettent aucun doute à cet égard. De même, parmi les Monotocardes , la Valvée sera seule pourvue d'une branchie bipectinée ; mais ce n'est pas un Scutibranche, car le cœur n'a qu'une oreillette , et cette oreillette est bien située en avant du ventricule ; les ganglions pédieux sont distincts des palléaux ; le rein est simple , et il n'existe pas de canal papillaire. La radula , la coquille holostome , la dialyneurie, la présence d'un mufle et l'absence de trompe ne permettent pas de placer la Valvée ailleurs que dans les Tenioglosses Rostrifères , et dès lors nous sommes amenés à comparer la Valvée avec les types des diverses familles dont on la rapproche habituellement.

Les caractères tirés du tube digestif, de la coquille, de l'opercule, des glandes pédieuses et principalement du système nerveux, établissent en effet des liens étroits entre la Valvée et le groupe formé par les Littorinidés, Cyclostomidés, Rissoïdés, Hydrobiidés, etc. ; il est bien évident que la Valvée est bien plus voisine de ces formes, dont beaucoup sont d'ailleurs littorales , terrestres ou d'eau douce, que des séries des Cérithidés ou des Strombidés. Nous laisserons donc la Valvée à la place qu'on lui attribue habituellement , près des Bithynies. Il ne s'agit plus que de préciser, si c'est possible, le degré de parenté qui existe entre ces formes.

A ce propos, je ferai remarquer qu'on ne tient pas assez compte généralement des caractères aberrants de la Valvée : trois appareils importants, la branchie, le rein, l'appareil génital, sont tout à fait aberrants par rapport au groupe entier des Monotocardes.

Il est curieux d'ailleurs de voir comment se comportent les formes aberrantes dans ce groupe si intéressant des Prosobranches. Si nous considérons les Monotocardes dans leur ensemble, il ne nous sera pas difficile d'établir pour chaque appareil un petit nombre de types qui seront réalisés dans l'immense majorité des formes, et qui se relient les unes aux autres par des modifications graduelles, explicables, marquant des degrés de différenciation. On peut donc très bien se faire une idée de formes normales, nullement aberrantes, dont tous les organes seront typiques, et qui cependant ne seront pas identiques : je citerai, par exemple, la Littorine, la Bithynie, les Mélaneis, les Strombes, les Cérithes, la plupart des Siphonostomes (Ténioglosses ou Rachiglosses). Souvent ces formes types subissent des modifications de formes qui se retrouvent dans plusieurs groupes ; ainsi la branchie disparaît dans les formes terrestres : le dernier tour de la coquille s'évase et devient prépondérant. Ce ne sont pas là encore pour moi des anomalies. Mais, d'autre part, très fréquemment il arrive que dans un groupe plus ou moins étendu, apparaît pour un organe une particularité qui ne se retrouvera pas ailleurs et qui constitue une véritable anomalie. Exemple : pour nous en tenir toujours aux Monotocardes, dans la Paludine, existe un long uretère situé à droite du rectum, dans les Cyprées, la coquille se déforme, la fausse branchie est triangulaire ; les Toxiglosses acquièrent la radula exceptionnelle que l'on connaît, etc. De sorte, qu'à la rigueur on pourrait imaginer un groupe hypothétique dont la plupart des types auraient un organe aberrant par rapport à l'ensemble du groupe.

Or, en étudiant les travaux récents qui nous ont fait connaître le groupe des Prosobranches, et en admettant en particulier les idées phylogénétiques exposées par M. BOUVIER, j'ai cru remarquer que les transitions entre les groupes bien définis et différant par tout un ensemble de caractères (comme Diotocardes et Monotocardes), se faisaient toujours par des formes qui présentaient une

7

anomalie dans quelques-uns des organes où l'on n'observait pas les formes de passage. Ainsi la Paludine, en particulier, est exactement intermédiaire, par son système nerveux, entre les Diotocardes et les Monotocardes dont le rapproche l'ensemble de l'organisation. Or, son organe de Spengel et son rein sont absolument exceptionnels. Les Patellidés, les Heicinidés, les Nérétidés, qui sont aussi des groupes de transition, sont encore bien plus aberrants.

Je ne sais si ces idées paraîtront suffisamment claires et importantes au lecteur pour justifier cette digression ; je l'ai crue nécessaire parce que la Valvée est précisément, à mon avis, un de ces types curieux pour lesquels on hésite entre la dénomination du type aberrant et de forme de passage. Sa branchie est nettement une branchie de Diotocarde inférieur. L'organe de Spengel est double et représente à la fois celui des deux groupes, l'œil est assez peu différencié. Voilà pour les organes de transition. Comme organes aberrants, il reste l'appareil génital et le rein. Il est incontestable, la paléontologie suffirait d'ailleurs à nous l'apprendre, que la Valvée n'est pas une des formes par lesquelles ont passé les Diotocardes pour devenir Monotocardes, mais elle est bien peu éloignée de ces formes. Le système nerveux, après son évolution dans le sens des Monotocardes (ganglions pédieux et palléaux séparés, suppression des commissures labiales et pédieuses, etc.), a repris un aspect archaïque avec ses ganglions en bandelettes et ses nerfs ganglionnaires ; la branchie bipectinée est en retard sur le cœur qui a perdu toute trace de sa seconde oreillette, visible encore chez les Troques et les Nérites.

Le rein, avec son diverticule, ne porterait-il pas des traces de sa dualité primitive, admise par M. R. Perrier, à titre d'hypothèse ? Quant à l'appareil génital, il ressemble incontestablement à celui des Pulmonés d'eau douce ; mais celui des Prosobranches est encore trop peu connu pour qu'on puisse même émettre une hypothèse pour expliquer sa constitution. Je me bornerai à faire observer que l'hermaphroditisme est assez fréquent dans les formes adaptées à la vie terrestre ou d'eau douce.

En somme, la Valvée se détache d'un groupe situé à la base des Monotocardes et reprend des caarctères archaïques ; elle n'a aucun organe en progrès sur les autres types de son groupe.

C'est ce que M. Giard appelle très justement un *type synthétique*.

Je me propose d'étudier le plus tôt possible l'embryogénie de la Valvée, pour laquelle j'ai de nombreux matériaux.

Peut-être cette étude me permettra-t-elle d'élucider les points qui restent dans le doute. Qu'il me soit permis en terminant de répéter ce que j'ai annoncé en commençant et dont le lecteur sera convaincu aussi bien que moi. Dans un travail du genre de celui-ci, le plus grand regret du zoologiste, s'il cherche à entrer un peu avant dans l'analyse histologique, est de se trouver en face de nombreux problèmes intéressants qu'il est impossible de résoudre parce qu'ils impliquent la comparaison avec d'autres, ce qui existe dans d'autres animaux : les comparaisons faites d'après des travaux antérieurs laissent toujours un doute, à cause de la diversité des méthodes et de l'équation personnelle inévitable dans des recherches délicates. Tel est le grand inconvénient des monographies. Tout en cherchant à l'atténuer le plus possible, dans le cours de mon travail, je n'ai peut-être réussi qu'à le mettre mieux en lumière ; je serais heureux seulement si cette nouvelle expérience n'a pas été tout à fait inutile.

Paris, le 1er Août 1889.

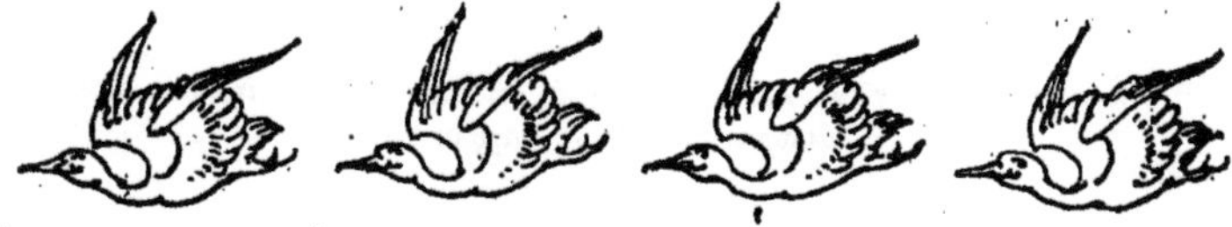

EXPLICATION DES PLANCHES.

Lettres communes à toutes les planches (sauf la planche XV).

A. Artère.
B. Branchie.
E. Estomac.
F. Foie.
Ft. Filet tentaculiforme.
Ga. Ganglion.
GlA. Glande de l'albumine.
GPB. Glande de la coque des œufs.
Gls. Glande salivaire.
I. Intestin.
J. Rectum.
K. Bulbe buccal.
L. Glande hermaphrodite.
M. Muscle.
Mu. Mufle.
N. Nerf.
O. Oreillette.
Oe. Œsophage.
Op. Opercule.
P_1. Pied.
P_2. Pénis.
P_3. Péricarde.
Pc. Poche copulatrice.
Pr. Prostate.
Pr'. Conduit de la prostate.
Q. Oviducte.
R. Rein.
dR. Diverticule du Rein.
S. Sinus (ou lacune).

Sa. Sinus afférent de la branchie.
Se. Sinus efférent de la branchie.
Sr. Sac radulaire.
T. Tentacule.
U. Uretère.
V. Ventricule.
X. Conduit génital.
Y. Radula.
Z. Organe de SPENGEL.

———

b. Bâtonnet oculaire.
ca. Cellule de l'albumine.
cc. Cellule ciliée.
ci. Cellule indifférente.
cm. Cellule mucipare.
cgn. Cellule nerveuse ganglionnaire.
cn. Cellule propre du nerf.
cnc. Cellule neuro-épithéliale (cellule de FLEMMING).
cv Cellule vésiculaire du tissu conjonctif (cellule de LEYDIG).
fc. Fibre conjonctive.
fn. Fibre nerveuse.
fm. Fibre musculaire.
gs. Globule sanguin.
n. Noyau.
n'. Nucléole.

Les numéros des figures sont placés en bas et à droite des figures auxquelles ils se rapportent.

PLANCHE XII.

Extérieur, Pied, Radula.

Fig. 1. — La coquille et l'opercule.

Fig. 2. — L'animal, vivant et marchant, la branchie et le filet tentaculiforme étalé.

Fig. 3. — L'animal sorti de sa coquille, vu par la face dorsale, contracté. La partie postérieure du pied se trouve ramenée en avant.

Fig. 4. — *Disposition des principaux organes*. Le manteau est fendu le long de la ligne d'insertion, à droite, et rejeté à gauche. La cavité générale est ouverte et le tégument dorsal enlevé. Le foie a été fendu et rabattu pour montrer l'estomac et le conduit génital.

Fig. 5. — *Coupe de la glande pédieuse*. La portion antérieure du pied est coupée transversalement. Les cornes latérales sont contractées, ce qui fait qu'on les voit sur cette coupe.

Fig. 6. — *Un cul-de-sac sécréteur de la glande pédieuse* (celui qui est marqué *1* sur la fig. 5). Cette figure montre la fusion incomplète des cellules mucipares, l'écartement des cellules épithéliales de revêtement, et indique par suite le mécanisme de la sécrétion.

Fig. 7. — Fragment des lacunes du pied ; cellules vésiculaires du tissu conjonctif, ou vésicules de LANGER.

Fig. 8 — Les dents de la *Radula*.

1, *Uncini* ; 2, Dent médiane.

PLANCHE XIII.

Tube digestif.

Fig. 1. — Dissection du tube digestif.

Fig. 2. — Le bulbe buccal, face dorsale. Le tégument de la cavité générale a été simplement ouvert et rabattu de chaque côté.

M_1, Muscle rétracteur du bulbe ; M_2, Muscle adducteur.

Fig. 3. — Le bulbe, face ventrale.

Ga, Ganglions buccaux.

Fig. 4. — Masse radulaire. Le bulbe a été fendu ; la masse radulaire est reportée en arrière, comme cela a toujours lieu sur l'animal mort.

Fig. 5. — Dissection de la masse radulaire (face dorsale) supposée rétablie dans sa position naturelle, l'ouverture du sac radulaire en avant.

1, Masses latérales.

Fig. 6. — La même préparation, face ventrale.

2, Surfaces suivant lesquelles les muscles ont été coupés ; *3*, Muscles rétracteurs du sac radulaire ; *4*, Masse fibro-cartilagineuse.

Fig. 7. — La dissection étant poussée plus loin, le sac radulaire est isolé. La préparation montre la forme des muscles rétracteurs et leur insertion sur les masses latérales.

Fig. 8. — Coupe transversale (très légèrement oblique) du bulbe, destinée à montrer la structure des masses fibro-cartilagineuses. L'animal étant contracté, l'ouverture du sac radulaire se trouve **reportée en arrière** comme dans la fig. 4 : la coupe est faite au niveau *1 2* de cette figure, c'est la portion postérieure du sac radulaire qui est représentée en Sr.

3, Muscles rétracteurs du sac (les mêmes que sur les figures 6 et 7); *4*, Masses fibro-cartilagineuses ; *5*, Cavité buccale.

Fig. 9. — Cellules vésiculaires et fibres conjonctives de la masse fibro-cartilagineuse.

Fig. 10. — Histologie des *glandes salivaires*.

Cs, Cellule glandulaire; Ci, Cellule indifférente; n, Noyau; n_1, Nucléole.

Fig. 11. — *L'estomac* vu par sa face ventrale.

$Œ$, Œsophage; *1*, Son ouverture; *2*, Ouverture du foie; *3*, Gouttière; *4*, Ouverture de l'intestin; I, l'intestin (qui passe par derrière la figure).

Fig. 12. — Cellules ciliées de l'estomac.

PLANCHE XIV.

Appareil digestif. — Appareil circulatoire.

Fig. 1. — Coupe de l'estomac et du foie au niveau de l'ouverture du conduit hépatique.

Fig. 2. — Coupe du foie, un peu en arrière de la terminaison de l'estomac.

Fig. 3. — Coupe du rectum.

Fig. 4. — Cellules hépatiques à divers états.

Fig. 5. — Anatomie de l'appareil circulatoire : injection par le pied ; il n'a pas été tenu compte des lacunes des téguments dans la partie antérieure du corps.

Aa, Aorte antérieure ; *Ap*, Aorte postérieure ; *Ar*, Branche récurrente de l'aorte postérieure ; *Sa*, Sinus abdominal.

Les régions *2* et *1* sont en réalité contiguës ; elles ont été figurées disjointes par suite du reploiement vers la gauche du manteau et des régions adjacentes.

Fig. 6. — Branches antérieures de l'aorte, le bulbe étant rabattu vers le haut.

Ab, Artère bulbaire ; *Ap*, Artères pédieuses.

Fig. 7. — Aorte viscérale et ses branches.

Fig. 8. — Portion du sinus viscéral postérieur vers la fin du tortillon.

Fig. 9. — Portion des lacunes du manteau et du rein, en *3* (fig. 5).

Fig. 10. — Histologie de l'oreillette.

Cc, Cellules conjonctives ; *Cgl*, Cellules glandulaires.

Fig. 11. — Histologie du ventricule.

Cgn, Cellules nerveuses ganglionnaires.

Fig. 12. — La cellule *cgn₁* grossie.

Fig. 13. — Cellules glandulaires de l'oreillette.

.PLANCHE XV.

Système nerveux.

Fig   1. — Dissection du système nerveux.

> Les lettres sont conformes à celles qui ont été adoptées par Bouvier.
>
> C, Ganglions cérébro-palléaux. La commissure cérébroïde 1 c a été coupée et les ganglions rabattus vers le bas, de manière à montrer le connectif cérébro-pédieux k_1 et le connectif palléo-pédieux k_3.
>
> P, Ganglions pédieux.
>
> Sp, Ganglion supra-intestinal.
>
> Sb, Ganglion sub-intestinal.
>
> V, Ganglion viscéral. — h, Commissure viscérale. b, Nerf branchial.
>
> Z, Organe de Spengel (analogue de la fausse branchie). m, Nerf palléal gauche ; m', Nerf palléal droit ; f, Nerf optique ; t, Nerf tentaculaire ; u, Nerfs pédieux.

Fig. 2. — *Système nerveux central*, face dorsale. La commissure pédieuse p a été coupée.

> Mêmes lettres que sur la figure précédente et de plus :
>
> B, Ganglions buccaux ; o, Nerf acoustique ; O, Otocyste ; b, Commissure buccale ; les autres lettres comme dans la figure précédente.

Fig. 3. — Organe de Spengel. Coupe perpendiculaire à la surface du manteau , dans la plus grande longueur du ganglion.

> 1, Passage du nerf dans l'épithélium ; cne, Cellules de Flemming.

Fig. 4. — Coupe d'un ganglion pédieux, perpendiculaire au plan médian du corps.

Fig. 5. — Coupe du ganglion viscéral, arrivée de la commissure viscérale (branche sous-intestinale).

Fig. 6. — Coupe transversale du nerf palléal.

Fig. 7. — Coupe d'une cellule ganglionnaire du ganglion pédieux : relation avec la substance ponctuée de Leydig et l'enveloppe du ganglion.

Fig. 8. — Relation de trois cellules ganglionnaires entre elles et avec la substance ponctuée.

Fig. 9. — Relation d'une cellule ganglionnaire de l'organe de SPENGEL avec une cellule neuro-épithéliale.

PLANCHE XVI.

Branchie et Rein.

(*Les figures 6, 7, 8 et 9 sont la reproduction de celles de M. R. PERRIER ; dans ces figures, l'animal est supposé dans la position morphologique ; dans les autres, au contraire, on figure le manteau vu par la face interne, et le côté droit se trouve reporté à gauche*).

Fig. 1. — Coupe oblique de la *Branchie* ; *N B*, nerf branchial

Fig. 2. — La branchie, vue sur l'animal mort, un peu contractée.

Fig. 3. — La branchie étalée en dehors du manteau , sur l'animal vivant.

Fig. 4. — Un feuillet branchial vu à plat.

Fig. 5. — Anatomie du *Rein*. La portion postérieure (cavité principale de l'organe) passerait en avant de la figure. La cloison qui sépare le rein de la cavité palléale est enlevée , et avec elle , la portion moyenne du canal réno-péricardique *3, 3*. — *2* : Néphrostome, La cloison *4* qui sépare l'uretère du diverticule n'est représentée que par sa ligne d'insertion (voir plus loin, fig. 7).

Fig. 6. — Coupe du fond de la cavité palléale. Relation et position des organes.

    1, Cavité palléale ; *A*, Aorte antérieure.

Fig. 7. — Coupe du rein un peu plus haut. On voit que le diverticule du rein déborde à gauche sur l'uretère et s'étend jusqu'au péricarde.

Fig. 8. — Coupe au niveau du néphrostome (*2*).

> *1*, Cavité palléale.

Fig. 9. — Cellules rénales.

Fig. 9*a*.— Cellules rénales sur l'aorte figurée en *A* (fig. 6).

Fig. 10. — Cellules mucipares de la portion du manteau située en regard de la branchie, en *cm* (fig. 1).

PLANCHE XVII.

Organe des Sens.

Fig. 1. — Coupe axiale de l'œil intéressant le centre du cristallin.

> *1*, Cornée ; *2*, Épithélium de la cornée ; *3*, Enveloppe conjonctive ; *4, 5*, Rétine ; *6*, Couche rétinidienne (bâtonnets) ; *7*, Humeur vitrée ; *8*, Cristallin.
> *b*, bâtonnets ; *fn* fibres nerveuses ; *cgn*, cellules ganglionnaires ; r_1, Cellules pigmentaires (retinulæ) ; r_2, Cellules incolores (retinophoræ).

Fig. 2. — Coupe de l'œil, parallèle à la précédente et intéressant le nerf optique.

> (Mêmes lettres que pour la fig. 1.

Fig. 3. — Cellules pigmentées (retinulæ).

> *b*, Bâtonnets.

Fig. 4. — Cellules incolores (retiniphoræ).

> *1*. Prolongement basilaire (fibre nerveuse) ; *2*. Prolongement distal ; *n*, Noyau rudimentaire ; *δ*, Forme de passage entre retinulæ et retinophoræ ; *3*, zone pigmentée ;

Fig. 5. — Coupe de l'*Otocyste*.

> *1*. Grosses cellules de la paroi; *2*. Prolongements d'union (?)

Fig. 6. — 3 cellules de l'*Otocyste* plus grossies.

> *1*, Corps protoplasmique ; *2*, Prolongement d'union ; *3*, Union directe de 2 cellules voisines ; *4*, Filet nerveux (?) *n*, Noyau.

Fig. 7. — Quelques otoconies, isolées.

Fig. 8. — Coupe du tentacule vers le milieu de sa hauteur.

, Filets nerveux allant à l'épithélium ; *2*, Épithélium sensitif; *3*, Rachis conjonctif.

Fig. 9. — Coupe du filet tentaculiforme.

(Mêmes lettres).

Fig. 10. — Une des cellules ganglionnaires du fond de l'œil.

PLANCHE XVIII.

Appareil génital.

Fig. 1. — Vue d'ensemble de l'appareil génital, le manteau étant ouvert et le côté droit du tortillon ramené par dessus.

Fig. 2. — Dissection de la masse génitale palléale.

1, Conduit excréteur de la glande de l'albumine.

Fig. 3. — Dissection de la prostate et de la glande de l'albumine. La portion de la prostate visible en *Pr* (fig. 1) a été reployée en *1* pour montrer la glande de l'albumine.

Fig. 4. — Coupe faite dans une jeune Valvée. On y voit la communication *Q* du canal efférent *X* avec la poche copulatrice *Pc*. Partout la glande de l'albumine *GlA* reste distincte du canal efférent *X*.

1, Cavité palléale.

Fig. 5. — Coupe du canal déférent.

Fig. 6. — Coupe du pénis.

1, Canal déférent.

Fig. 7. — Coupe de la glande de l'albumine.

Fig. 8. — Coupe de la prostate et de la glande de l'albumine (la coupe est un peu oblique).

Fig. 9. — Les deux espèces de cellules de la prostate.

Fig. 10. — Cellules de la glande de la coque des œufs prisés dans la région *1* de la fig. 12.

Fig. 11. — Cellule de la région *4* de la même glande.

Fig. 12. — Coupe d'ensemble de la glande de la coque des œufs, prise près de l'extrémité postérieure. La communication des deux poches dans les coupes suivantes serait à droite.

PLANCHE XIX.

Suite de coupes transversales destinées à montrer les relations de positions des organes génitaux entre eux et avec les organes voisins.

Les coupes 9 et 13 n'intéressent que la masse palléo-génitale.

A cette série il faut ajouter encore :

1° Les fig. 1 et 2 de la pl. xx qui précéderaient la fig. 1 de la pl. xix ;

2° La fig. 2 de la pl. xiv qui suivrait la fig. 1 de la pl. xix ;

3° La fig. 1 de la pl. xiv qui suivrait la fig. 2 de la pl. xix.

PLANCHE XX.

Ovogenèse et Spermalogenèse.

o ovule ♀. *o* ♂, ovule ♂.
s spermatogonie. *σ* spermatocyte.
f cellule du follicule de l'œuf.

Fig. 1. — Coupe de la glande hermaphrodite d'une jeune Valvée.

Fig. 2. — Coupe de la glande d'une Valvée adulte, à maturité sexuelle.

Fig. 3. — Follicules ♂ et ♀ grossis, montrant les divers états des ovules et des spermatogonies.

Fig. 4. — Développement des cellules du follicule (grossissement de la région marquée *3* sur la fig. 3, mais prise sur une coupe voisine de la précédente).

y, Cellules multipolaires.

Fig. 5. — Jeune ovule ♀.

Fig. 6. — Ovule ♀ un peu plus avancé ; commencement de la formation du follicule,

Fig. 7. — Jeune ovule ♀ dans sa gaîne. Disposition des rubans de nucléine.

Fig. 8. — Ovule avec son follicule.

Fig. 9. — Œuf mûr avec ses vésicules de deutolécithe.

Fig. 10. — Deux coupes de vésicules germinatives, montrant les vacuoles de la tache germinative et les relations du réticulum nucléaire avec celle-ci.

Fig. 11. — Œuf pris dans la glande annexe avec sa coque.

Fig. 12. — Cellules mères des Spermatozoïdes, attachées aux parois d'un follicule ☿.

Fig. 13. — Développement des Spermatogonies.

1, Cytophore (?).

Fig. 14. — Divers états des Spermatogonies.

Fig. 15. — Toutes les phases de la transformation des ovules ☿ en spermatocytes, observées en un même point.

Fig. 16. — Morula mâle.

a, formée de spermatogonies en voie de division ; *b*, formée de spermatogonies de second ordre.

Fig. 17. — Divers états de spermatocytes.

Fig. 18. — Groupes de spermatocytes.

Fig. 19. — Spermatozoïdes observés dans la poche copulatrice.

Lille Imp. L. Danel.

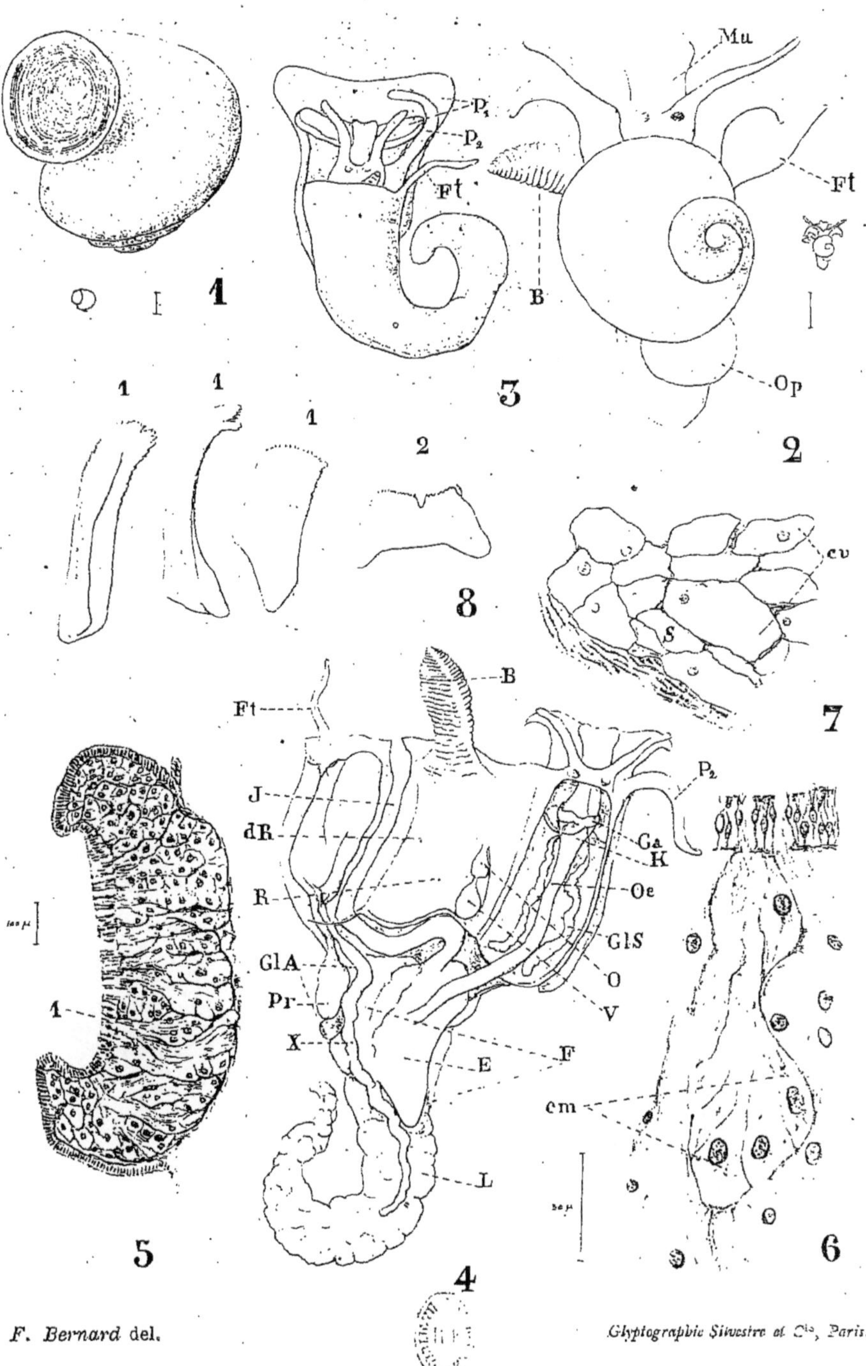

VALVATA PISCINALIS

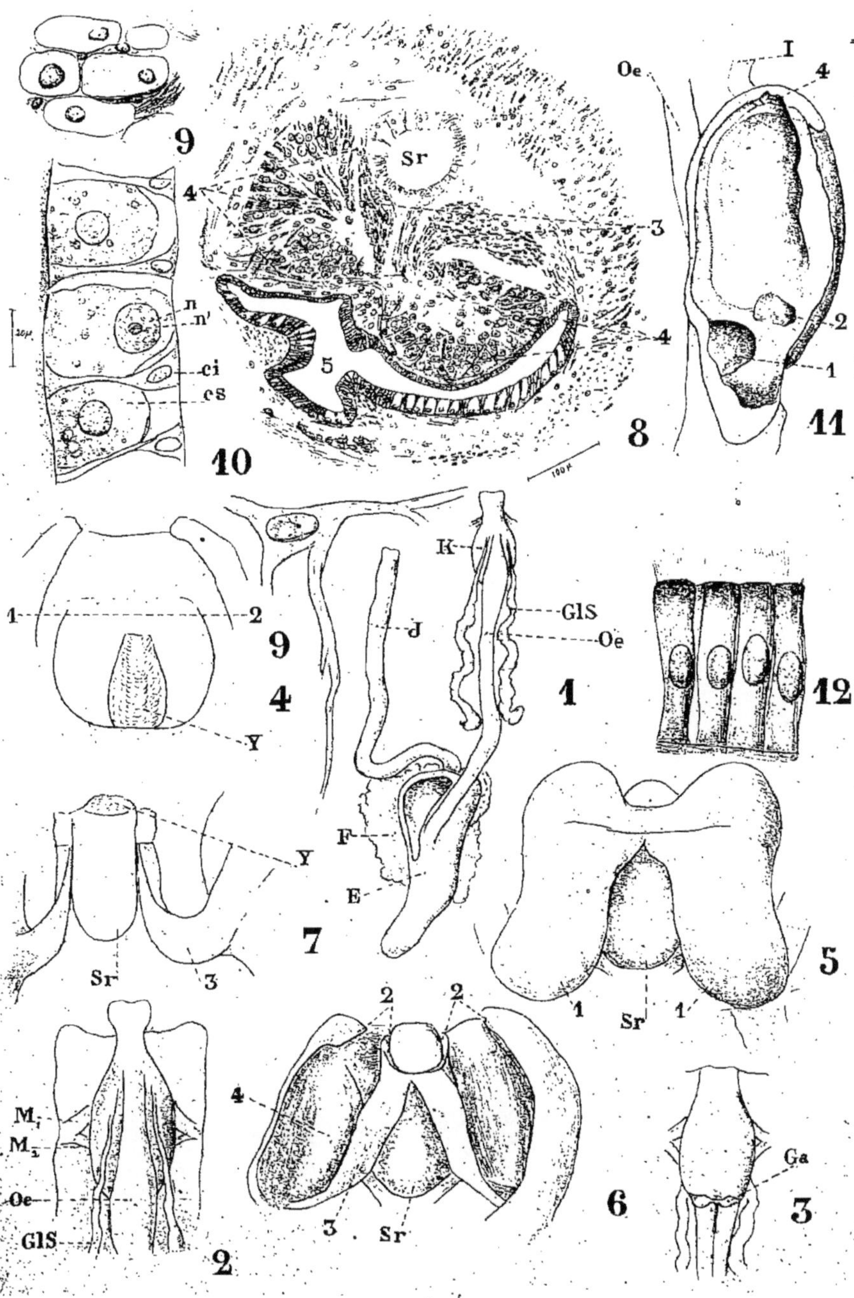

VALVATA PISCINALIS

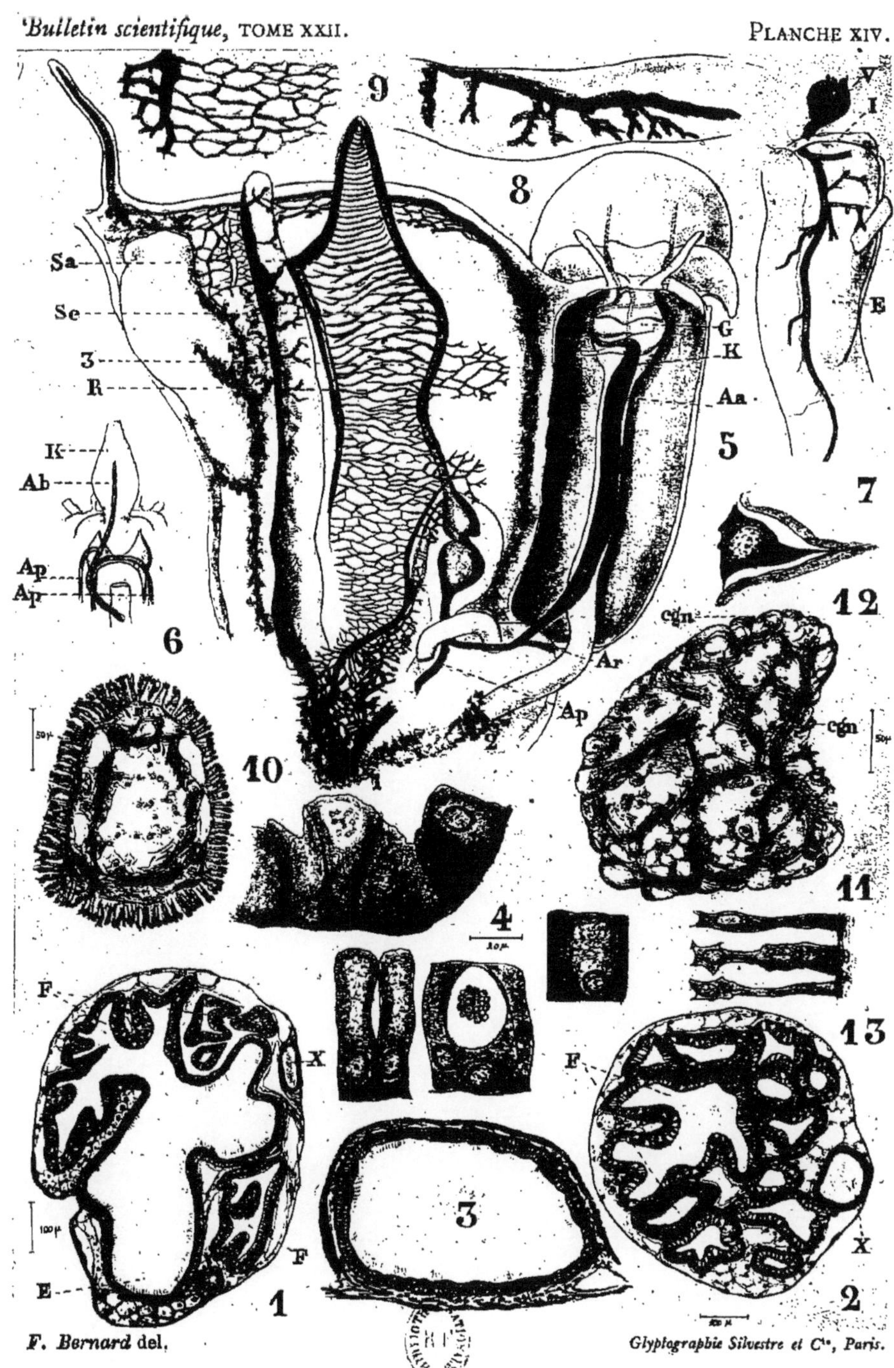

F. Bernard del.   Glyptographie Silvestre et Cⁱᵉ, Paris.

VALVATA PISCINALIS

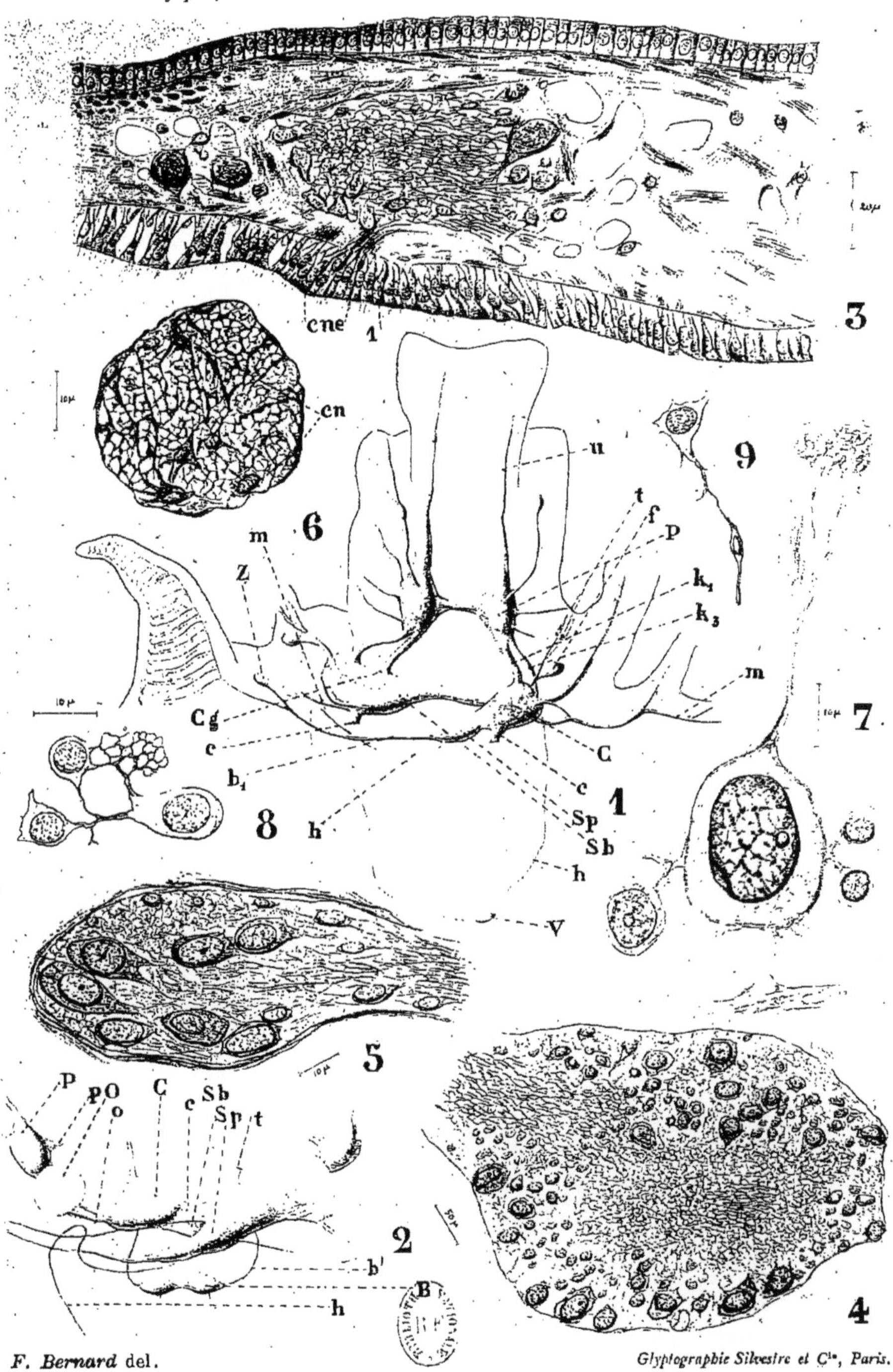

F. *Bernard* del.　　　　*Glyptographie Silvestre et Cⁱᵉ, Paris.*

VALVATA PISCINALIS

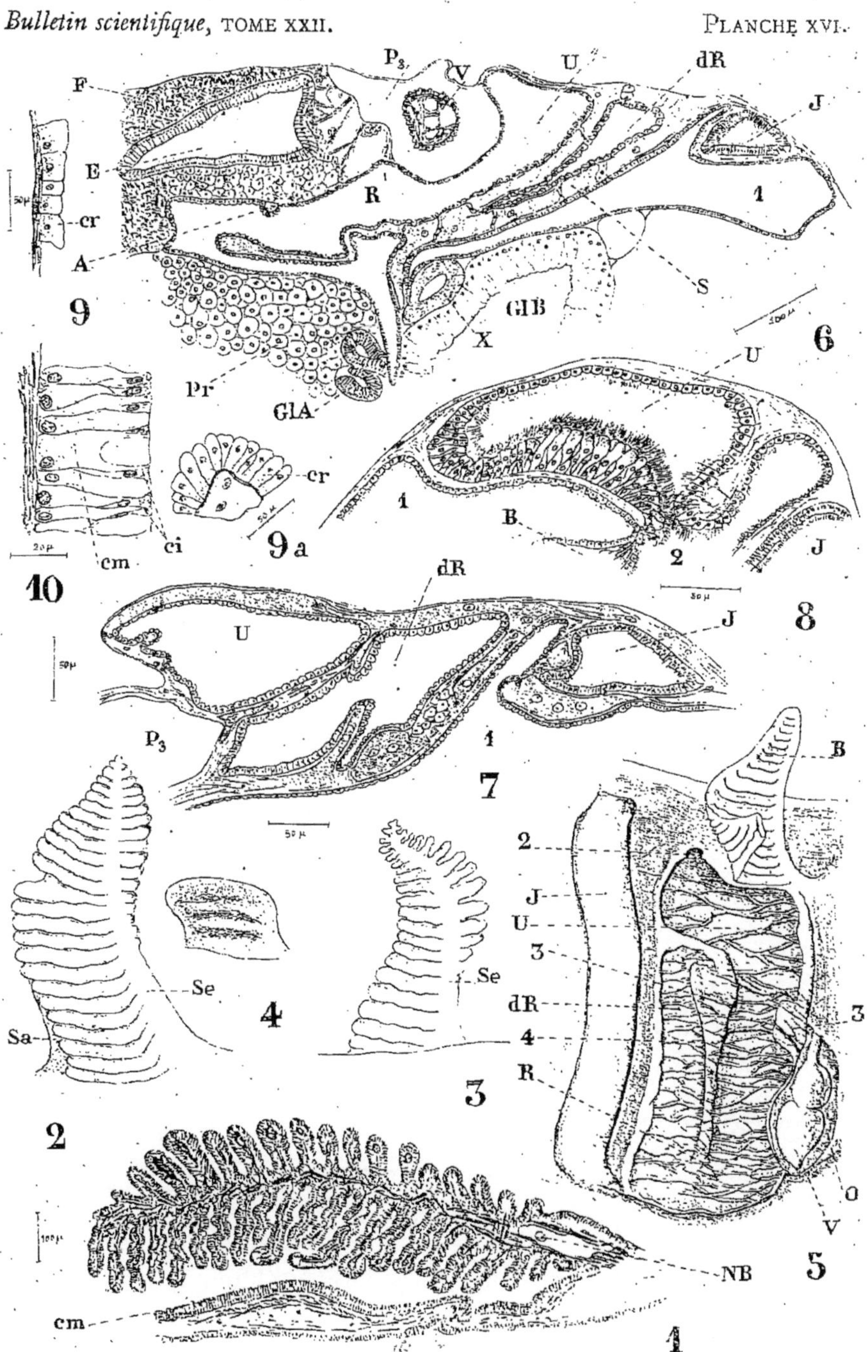

VALVATA PISCINALIS

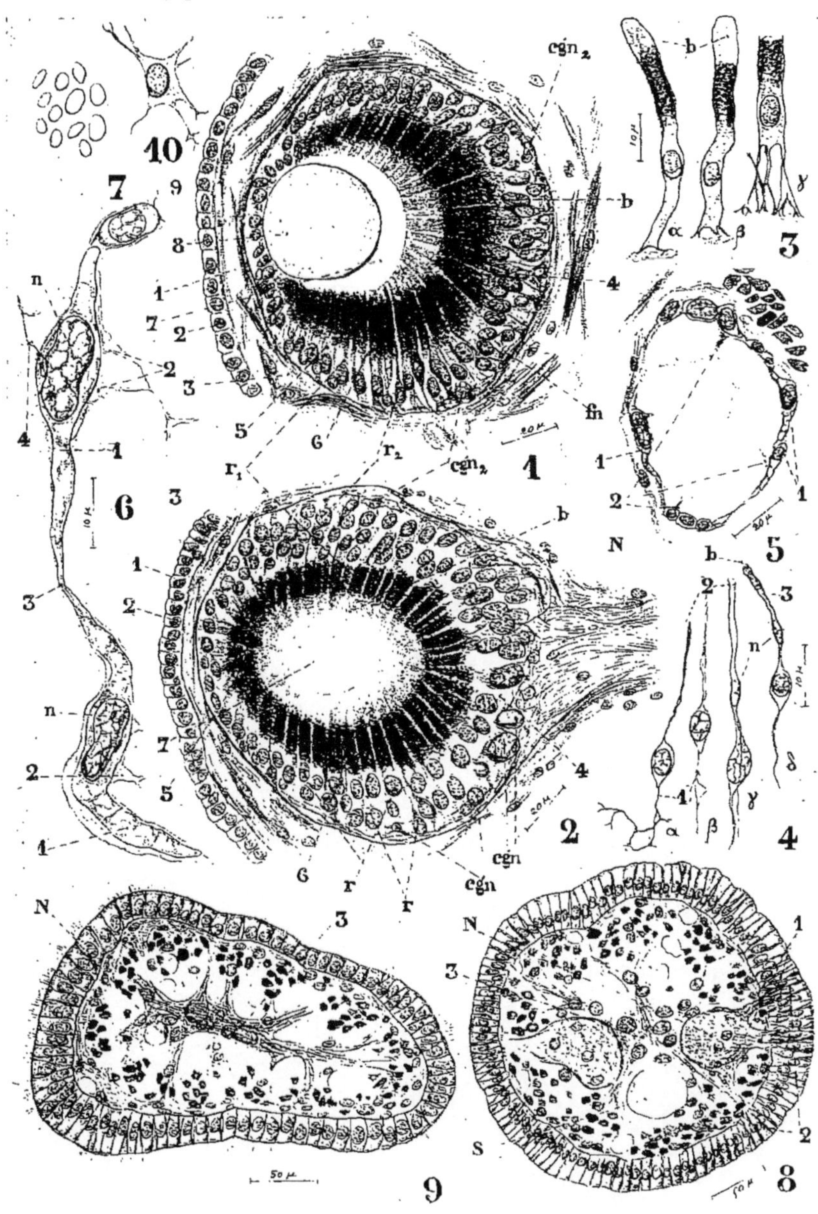

VALVATA PISCINALIS

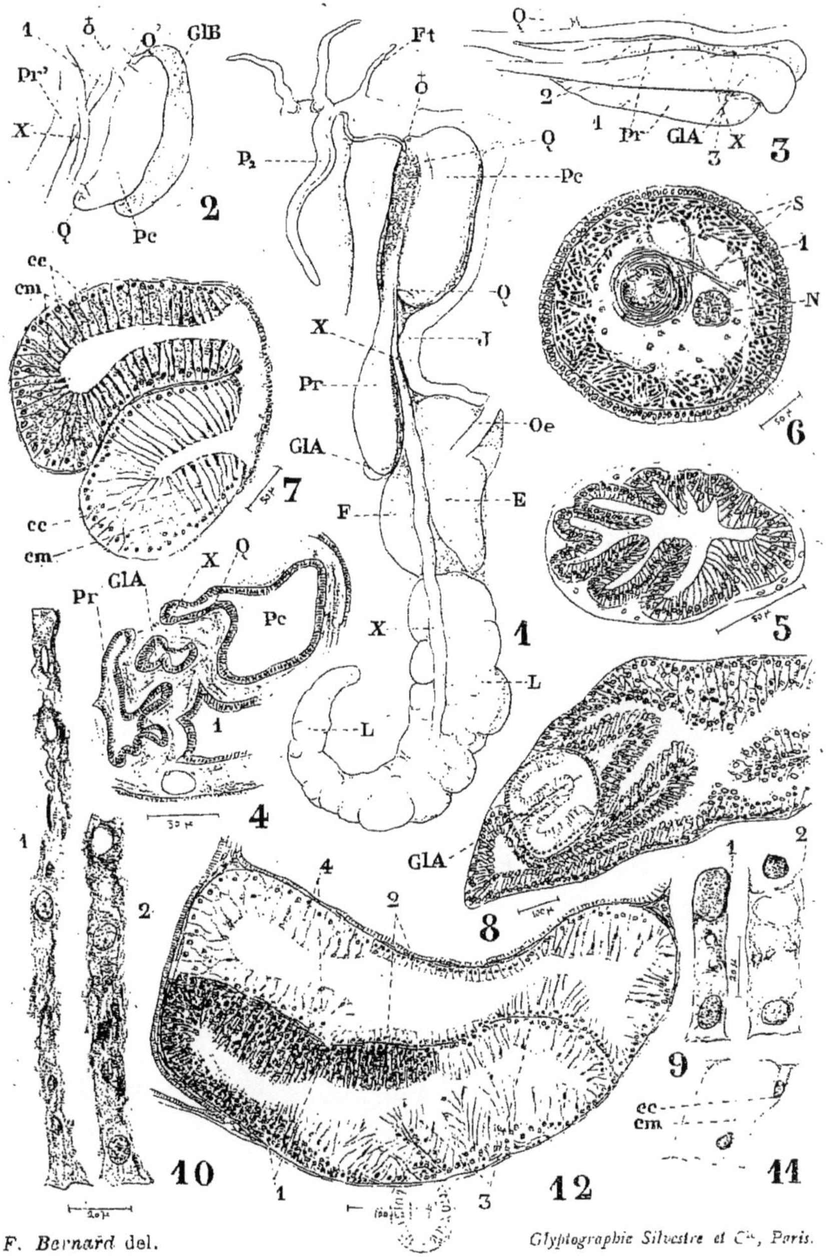

F. Bernard del.   Glyptographie Silvestre et Cie, Paris.

VALVATA PISCINALIS

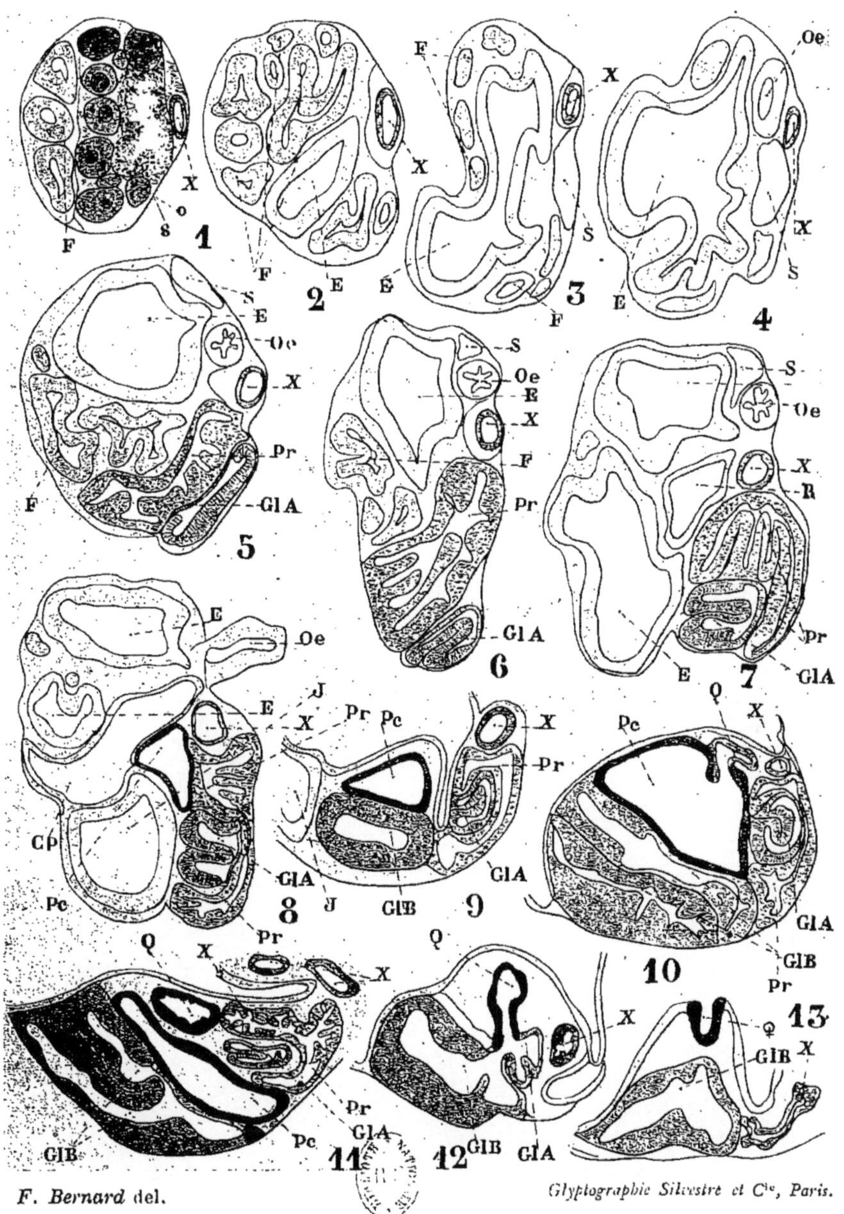

VALVATA PISCINALIS

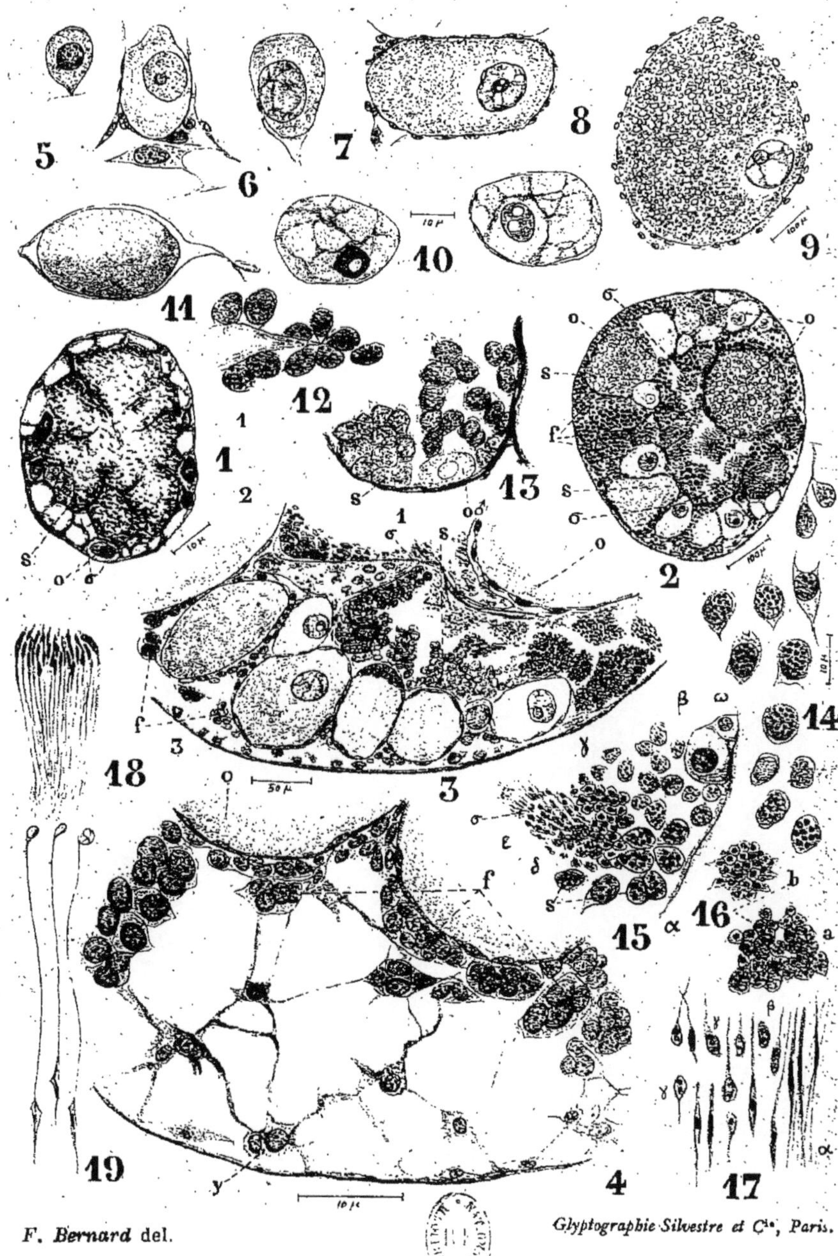

F. Bernard del.

Glyptographie Silvestre et Cie, Paris.

VALVATA PISCINALIS

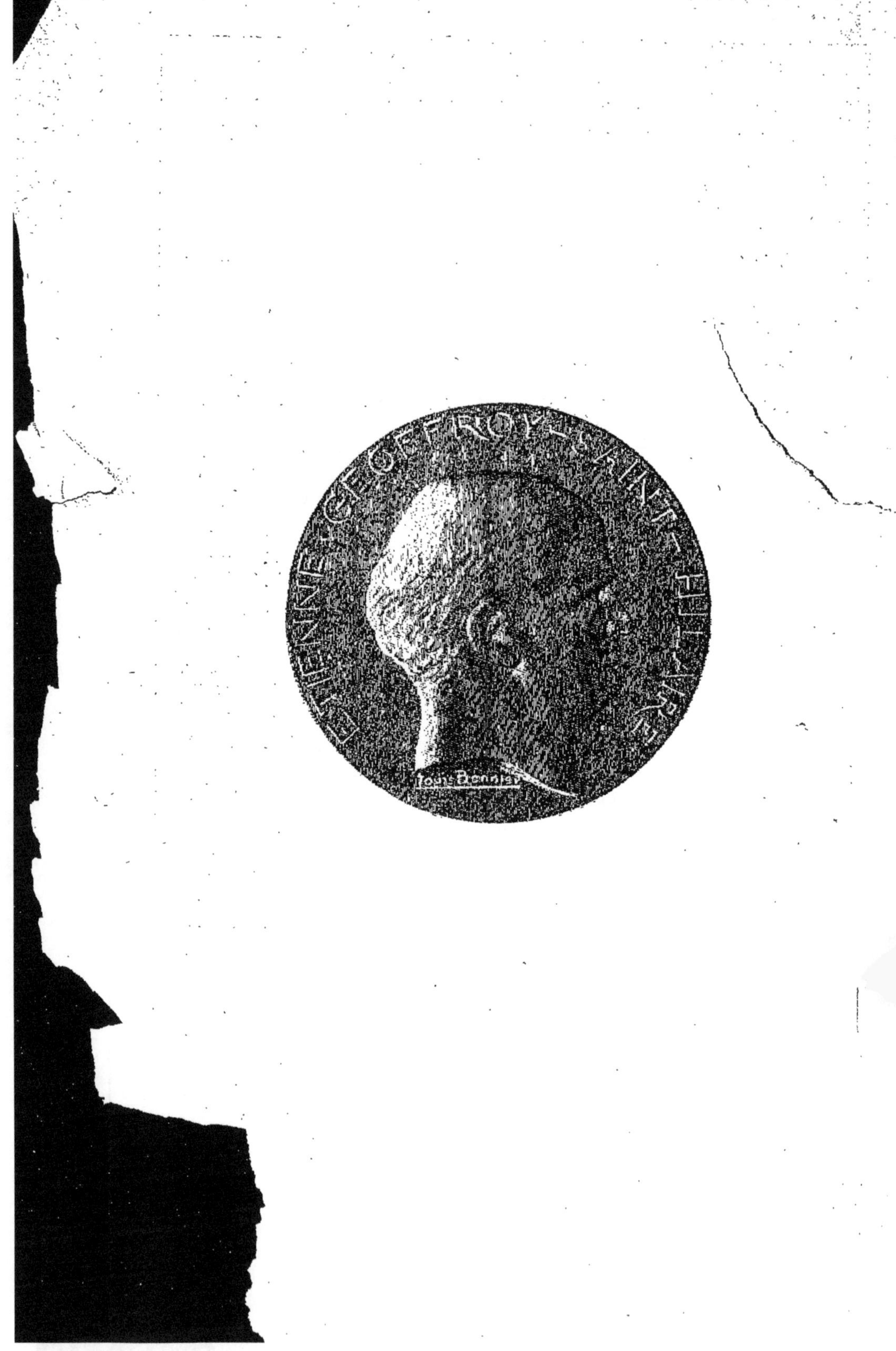
ÉTIENNE · GEOFFROY · SAINT · HILAIRE

9 782016 146200